vabns   VAL
615.822 MERCA

Mercati, Maria, author
Masaje tailandes
33410016809081   11-05-2020

DISCARD
PORTER COUNTY
LIBRARY

MASAJE
TAILANDÉS

D1607367

Valparaiso Public Library
103 Jefferson Street
Valparaiso, IN 46383

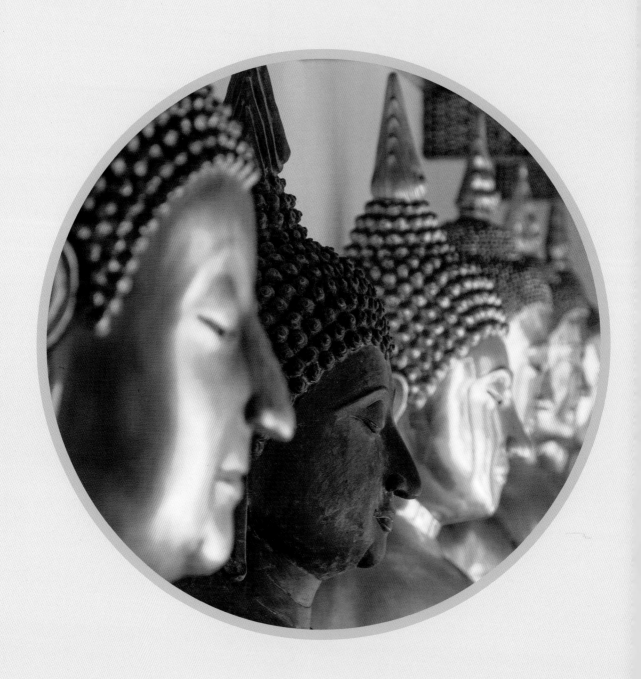

TERAPIA, TÉCNICAS
Y RUTINAS

MASAJE
TAILANDÉS

MANUAL PARA INCREMENTAR
SU FLEXIBILIDAD, RELAJACIÓN
Y EQUILIBRIO ENERGÉTICO

BLUME

MARIA MERCATI

A mi querida familia:
Trevor, Gisela, Gina, Graham y Danella.

NOTA
Este libro no pretende ser una guía para el diagnóstico o el tratamiento de problemas de salud graves. En caso de duda, consulte con su médico. Las mujeres embarazadas no deben someterse a un masaje tailandés. La autora y el editor no se responsabilizan de los posibles daños sufridos a consecuencia del uso de la información que contiene este libro.

BLUME

Título original: *The Thai Massage Manual*

Fotografía Sue Atkinson (salvo las que se indican en la parte inferior de esta página)
Diseño 3REDCARS, Londres
Traducción Remedios Diéguez Diéguez
Coordinación de la edición en lengua española Cristina Rodríguez Fischer

Primera edición en lengua española 2017

© 2017 Naturart, S.A. Editado por BLUME
Carrer de les Alberes, 52, 2.° Vallvidrera, 08017 Barcelona
Tel. 93 205 40 00 e-mail: info@blume.net
© 1998, 2017 del texto Maria Mercati
© 1998, 2017 de las fotografías Sue Atkinson
© 1998, 2017 de las ilustraciones Joanna Cameron
© 2017 Eddison Books Limited, Londres

ISBN: 978-84-16965-36-6

Impreso en China

Todos los derechos reservados. Queda prohibida la reproducción total o parcial de esta obra, sea por medios mecánicos o electrónicos, sin la debida autorización por escrito del editor.

WWW.BLUME.NET

Este libro se ha impreso sobre papel manufacturado con materia prima procedente de bosques de gestión responsable. En la producción de nuestros libros procuramos, con el máximo empeño, cumplir con los requisitos medioambientales que promueven la conservación y el uso responsable de los bosques, en especial de los bosques primarios. Asimismo, en nuestra preocupación por el planeta, intentamos emplear al máximo materiales reciclados, y solicitamos a nuestros proveedores que usen materiales de manufactura cuya fabricación esté libre de cloro elemental (ECF) o de metales pesados, entre otros

Portada India Picture/ShutterStockphoto.Inc
Thinkstock 2 PaaTon; 6 Beboy_ltd; 8 SuratWin; 20 Ryan McVay; 44 Jacek Chabraszewski; 64 George Doyle; 96 George Doyle; 100 Polka Dot Images; 108 George Doyle; 122 George Doyle; 136 Ryan McVay; 148-149 Ryan McVay; 154-155 Stockbyte
ShutterStockphoto.Inc 11 Constantin Stanciu; 54 Piotr Marcinski
iStockphoto 86-87 Nadya Lukic

CONTENIDO

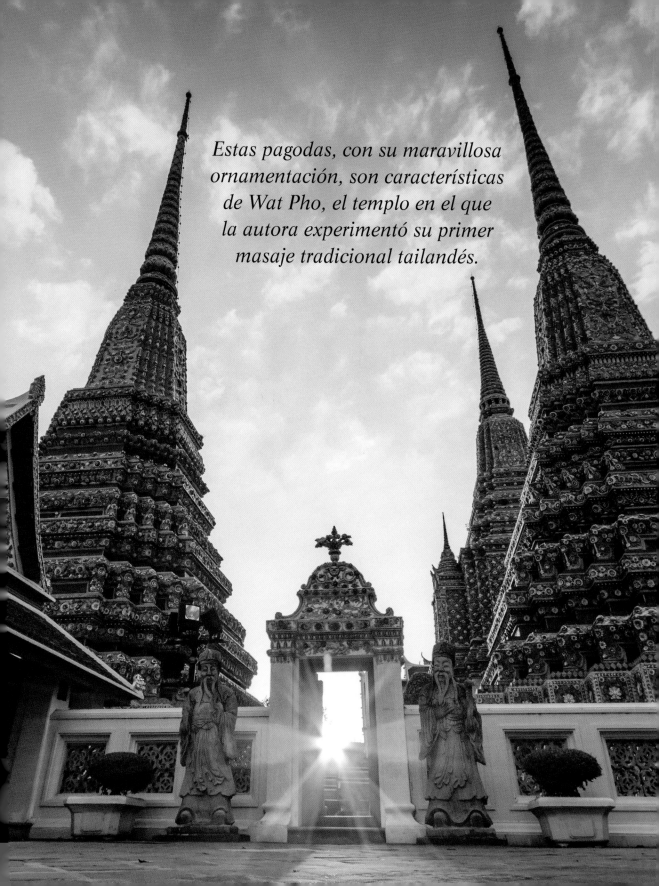

Estas pagodas, con su maravillosa ornamentación, son características de Wat Pho, el templo en el que la autora experimentó su primer masaje tradicional tailandés.

NOTA DE LA AUTORA

M. B. Mercati.

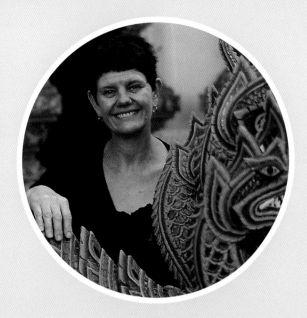

A principios de la década de 1980, viví con mi familia en Indonesia durante cuatro años. Fue allí donde descubrí el masaje terapéutico. Mis viajes por el sudeste asiático me llevaron finalmente a Tailandia, donde empecé a tratarme y formarme en masaje tradicional tailandés. Desde la infancia padecía la enfermedad de Perthes (un trastorno degenerativo crónico de la cadera), y los efectos del masaje tailandés me parecieron una cura milagrosa. La flexibilidad de las piernas, incluyendo la articulación afectada, mejoró enormemente, y con el masaje he continuado aumentando mi flexibilidad y la movilidad de todo el cuerpo hasta el día de hoy. No obstante, el masaje tailandés no solo equilibra la necesidad de movimiento y estiramiento del cuerpo: también provoca sensaciones intensas de bienestar y felicidad.

Mi interés por la medicina oriental era tal que empecé a estudiar masaje Tui Na y acupuntura en China. Después de varias visitas a ese país, regresé a Tailandia para estudiar masaje tailandés en el templo sagrado de Wat Pho, en Bangkok, y en el Old Medicine Hospital de Chiang Mai.

También recibí clases privadas de Chaiyuth Priyasith, uno de los maestros más respetados de Tailandia.

CORRER LA VOZ

Para que otras personas tengan la oportunidad de experimentar estas antiguas pero muy vivas terapias orientales fundé el Bodyharmonics® Centre en Cheltenham (Inglaterra), en 1993. Ofrece formación y tratamientos a base de masaje tradicional tailandés e indonesio, masaje Tui Na chino y acupuntura. Todos los miembros de mi familia comparten mi pasión por los tratamientos orientales tradicionales. Creo que el masaje tradicional tailandés llega a aquellas partes del cuerpo y la mente que otras formas de masaje no alcanzan. Espero que la lectura de este libro le motive a probarlo y experimentar sus extraordinarios beneficios.

Este libro le ayudará a descubrir los beneficios terapéuticos del masaje tailandés para sí mismo, sus amigos y su familia.

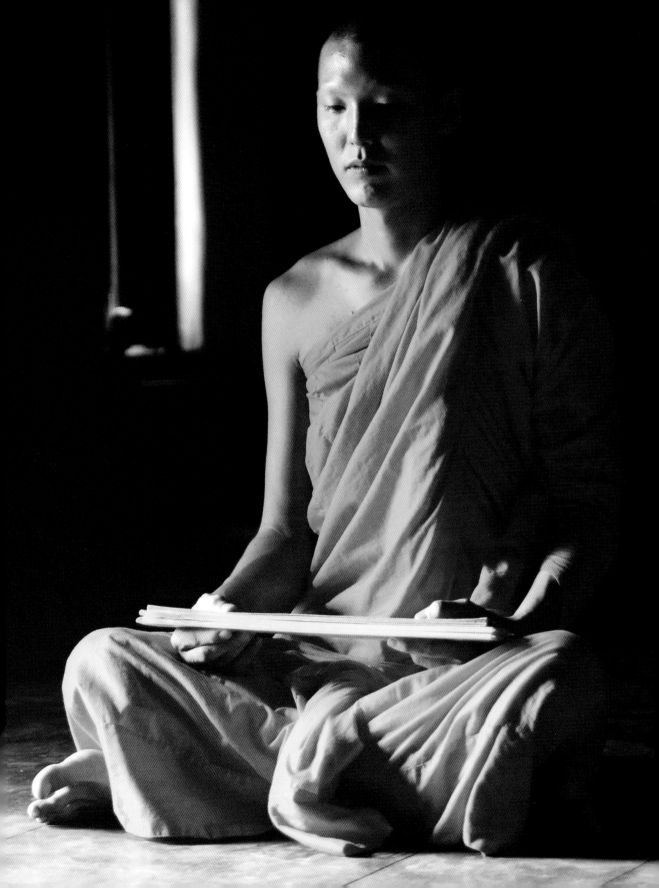

INTRODUCCIÓN

นวดไทยโบราณ

Nuad Boran *significa «masaje tradicional tailandés».*

El masaje tailandés es una de las antiguas artes curativas de la medicina tradicional de ese país; las otras son la fitoterapia y la meditación espiritual. El término «masaje» sugiere imágenes que difieren mucho del masaje tailandés, que incluso en su forma más básica consiste en una compleja secuencia de presiones, estiramientos, torsiones y manipulaciones de las articulaciones y los tejidos blandos. Por este motivo, en lugar de «masaje» preferimos la expresión «trabajo corporal tailandés» y la utilizamos con frecuencia en este libro.

El trabajo corporal tailandés se encuentra en un proceso de evolución constante desde hace más de mil años. No es de extrañar, por tanto, que encontremos tantas variaciones sutiles en las técnicas empleadas por los distintos profesionales. Existen diferencias todavía mayores entre los estilos de trabajo corporal característicos del norte y el sur de Tailandia. Las técnicas presentadas en este libro por Maria Mercati son básicamente una combinación de diversas regiones del país. A los principiantes les resultarán fluidas y armoniosas, y muy similares a las que cabría esperar recibir de un maestro tailandés.

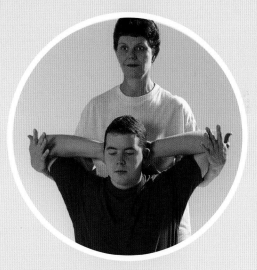

Maria Mercati lleva a cabo un estiramiento de hombros en mariposa a su hijo Graham (*véase* página 143).

MASAJE TRADICIONAL TAILANDÉS

El masaje tradicional tailandés se practica sin grandes variaciones desde hace al menos mil años. Pertenece a la gran familia de trabajo corporal oriental, que se basa en el flujo de energía intrínseca y la teoría del equilibrio energético de la salud y la curación. Otros miembros de esa familia son el masaje chino Tui Na, el masaje ayurvédico indio y el shiatsu japonés. El masaje tailandés tiene sus raíces en la medicina ayurvédica, que llegó a Tailandia hace más de dos mil años. Las técnicas de estiramiento tailandesas dejan patente la influencia del yoga indio.

Las medicinas ayurvédica y china disponen de esquemas de las redes energéticas del cuerpo. Históricamente, los masajes ayurvédico y tailandés remiten a 72.000 líneas teóricas llamadas *sen*. Como guía para el terapeuta, el masaje tailandés utiliza diez líneas *sen* que se basan en dibujos de las tablas de Wat Pho. La medicina china cuenta con 14 líneas, o meridianos, que ya se habían documentado hace 2.300 años.

El primer comentario occidental registrado sobre la medicina tailandesa pertenece a Simon de la Loubère, un diplomático francés que, en 1690, escribió: «Cuando una persona cae enferma en Siam, todo su cuerpo es moldeado por una persona experta, que se coloca encima del cuerpo del enfermo y lo pisa con los pies».

EL PAPEL DEL MASAJE TAILANDÉS

¿Quién necesita masajes tailandeses tradicionales y fisioterapia? Usted, si su cuerpo le grita: «Tócame», «estírame», «apriétame», «abrázame», «escúchame», «consuélame» o «cúrame». En general, esos gritos del cuerpo pasan desapercibidos. Este libro le ayudará a descubrir cómo puede responder el trabajo corporal tailandés a las súplicas de su cuerpo. Ese podría ser el primer paso que le lleve a buscar sus beneficios únicos.

El estilo de vida moderno se encuentra dominado por el deseo de lograr independencia y satisfacción mediante el uso de máquinas y nuevas tecnologías.

Buscamos llevar una vida fácil y cómoda, disponemos de más tiempo libre y esperamos estar sanos, jóvenes y sin dolores para disfrutarla. Existe una tendencia patente hacia el exceso de indulgencia; por desgracia, va acompañada de un aumento de carencias en aspectos como el ejercicio habitual y la interacción auténtica y compasiva con otras personas. Este libro se ha escrito con la firme creencia de que el trabajo corporal tailandés incluye esa interacción, que permite compartir con otra persona la eliminación de nudos físicos y emocionales. La interacción mediante el contacto físico resulta fundamental para la mayoría de culturas orientales desde hace miles de años, pero la práctica continúa siendo bastante desconocida entre los occidentales.

Conviene insistir en que el masaje tradicional tailandés no es lo mismo que las actividades presentadas por medios sensacionalistas que se practican en los salones de masajes de los centros turísticos de Tailandia. No se trata de gratificación sexual, sino de integridad, equilibrio, salud y felicidad. El masaje tailandés significa unión a un nivel físico, sin connotaciones sexuales, y para todos nosotros es uno de los componentes imprescindibles de una vida feliz y equilibrada.

ORÍGENES DEL MASAJE TRADICIONAL TAILANDÉS

Como el origen de los pueblos tailandeses, la historia del masaje tradicional tailandés es oscura. Tailandia se encontraba en el cruce de las antiguas rutas migratorias por las que pasaron oleadas de civilizaciones y culturas. La combinación de la cercanía de Tailandia con China y su posición en una de las principales rutas comerciales desde India dio como resultado numerosas influencias culturales y religiosas, en especial el budismo, entre sus primeros habitantes.

La tradición popular cita a Jivaka Kumar Bhaccha, también conocido como Shivago Komparaj, como el creador del masaje tailandés. Amigo y médico de Buda

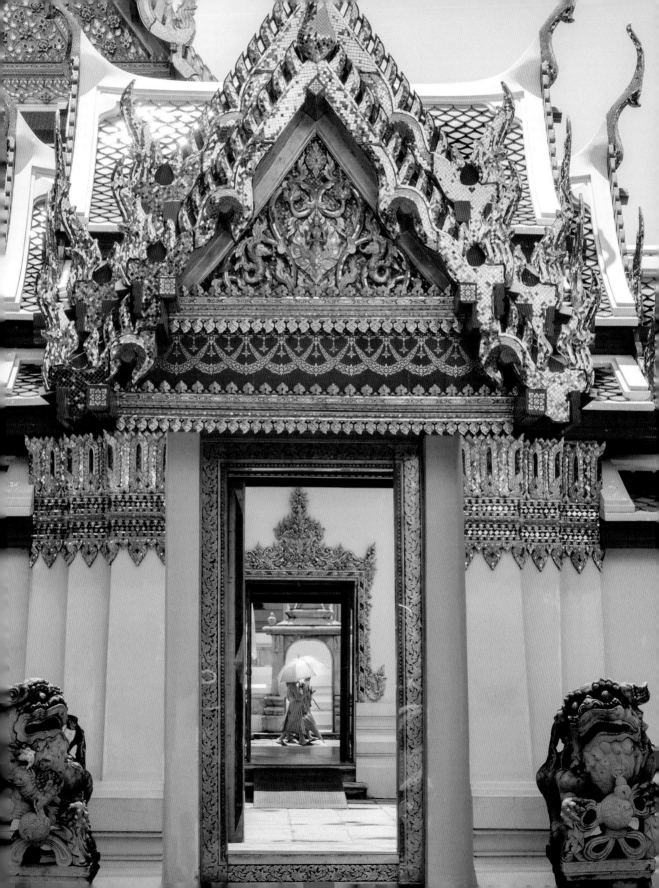

hace 2.500 años, todavía se le venera como el «padre de la medicina tailandesa». La información sobre los procedimientos del masaje nunca se guardó de forma escrita, y fue pasando de generación en generación a través del relato oral. Los textos médicos que incluían descripciones detalladas del masaje tailandés, como se practicaba entonces, se recogieron finalmente en lengua pali, sobre hojas de palmera. Se veneraban como textos religiosos y se mantuvieron a salvo en Ayutthaya, la antigua capital. Durante el siglo XVIII, la ciudad fue invadida por los birmanos, y muchos de los preciados textos quedaron destruidos. En 1832, el rey Rama III ordenó tallar en piedra los textos que se conservaban; son los epígrafes descriptivos de Wat Pho, el templo más grande de Bangkok.

EL TEMPLO DE WAT PHO

Los «wats» son templos o monasterios. Además de ser los lugares principales para la práctica del budismo, los *wats* siempre han respondido a las necesidades de salud del pueblo. El de Wat Pho es el más conocido. Se remonta al siglo VI y alberga el popular Buda reclinado, que mide 46 metros de largo y 15 metros de alto, junto con la mayor colección de imágenes de Buda de Tailandia. Existen sesenta epígrafes tallados que describen las diez líneas *sen* y los puntos de acupresión, y representan toda la información de los textos pali que se conservaban durante el reinado de Rama III. Fuera del templo hay una colección de estatuas de piedra que muestran varias técnicas de masaje tailandés clásico. Wat Pho es el centro nacional para la enseñanza y la conservación de la medicina tradicional tailandesa. La mayoría de los tailandeses son budistas, y todavía hoy comulgan con las enseñanzas de la no violencia, la bondad y la compasión. Los monjes siguen recibiendo alimentos a modo de regalo, y el acto de realizar ofrendas en los templos se considera virtuoso. Con unos orígenes arraigados en la filosofía budista, no es de extrañar que el masaje tradicional tailandés se haya considerado un rito religioso durante gran parte de su historia. Hasta no hace mucho, el masaje tailandés solo

lo practicaban oficialmente los monjes, excluyendo así a las mujeres como receptoras potenciales. En el seno de las familias se practicaban (y se siguen practicando) diversas formas de masajes populares.

LAS LÍNEAS *SEN*

En este libro se emplean secciones de los meridianos chinos donde corresponden a posiciones similares de las líneas *sen* tailandesas. Su descripción y su ubicación resultan mucho más precisas que las de las líneas *sen*.

La energía vital del cuerpo fluye siguiendo esos meridianos e impulsa todos los procesos físicos, mentales y emocionales. Los chinos llaman «qi» a esa energía; los indios la denominan «prana». Cualquier desequilibrio o bloqueo en la distribución de esa energía puede provocar dolor y enfermedades. Cuando el sistema funciona bien y la distribución de la energía se encuentra equilibrada, nos sentimos felices, relajados, con energía y libres de rigideces y dolor.

La aplicación de presión en las líneas *sen*/los meridianos contribuye a deshacer los bloqueos energéticos. Presionar y estirar los músculos hace que estén más receptivos a ese flujo. En el capítulo 3, cada tema comienza con un diagrama de las líneas *sen*/los meridianos para guiarle en el trabajo de masaje de la parte del cuerpo correspondiente. Además, las fotografías se acompañan con puntos y flechas para que entienda con claridad la dirección y el alcance completo del movimiento implicado en todas las manipulaciones.

QUÉ PUEDE HACER EL TRABAJO CORPORAL TAILANDÉS

El yoga constituye un ejercicio eficaz para mantenerse sano y flexible. El trabajo corporal tailandés, sin embargo, es el método definitivo para obtener los beneficios del yoga y mucho más sin ningún esfuerzo, sin tener que realizar los movimientos por uno mismo.

Este libro le permitirá dominar una gama completa de técnicas de masaje y manipulación tailandesas con una secuencia fluida que le ayudará a mantener un cuerpo

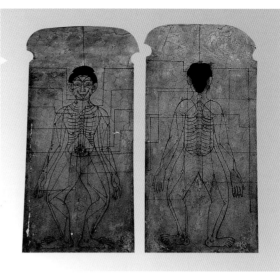

Dos epígrafes descriptivos que se grabaron en piedra por orden del rey Rama III. La serie completa se puede contemplar en el templo de Wat Pho; representa todos los textos antiguos conservados sobre el masaje tradicional tailandés.

joven. Las técnicas también sirven como tratamiento curativo para el dolor crónico (*véase* capítulo 4).

La rigidez y la pérdida de flexibilidad se consideran el resultado inevitable del proceso de envejecimiento en el mundo occidental. Resulta más importante cómo nos sentimos (físicamente, mentalmente y emocionalmente) que la edad física. El trabajo corporal tailandés es único en su capacidad para conservar la juventud.

EL SECRETO DEL TRABAJO CORPORAL TAILANDÉS

El trabajo corporal tailandés le permite presionar los músculos y, por tanto, equilibrar los niveles de energía. Esto influye en la flexibilidad e iguala los efectos de los músculos de ambos lados del cuerpo. La cantidad de movimiento que un músculo puede realizar en una articulación está determinada por la diferencia entre su longitud cuando está relajado y cuando se encuentra completamente contraído. Cuando los músculos están tensos, se acortan aunque no seamos conscientes de que los estamos contrayendo. Esto puede ocurrir por un exceso de trabajo de esos músculos o por no utilizarlos lo suficiente, o podría deberse también a la tensión emocional. Sea cual sea la causa, el resultado es un movimiento cada vez más restringido y la aparición de rigidez y dolores, todos ellos característicos del proceso de envejecimiento.

Los músculos que se acortan y se tensan pueden crear fuerzas irregulares en la columna, el importante recipiente de la médula espinal. A su vez, eso provoca dolor de espalda y de cuello, y dolores de cabeza que pueden llegar a convertirse en elementos habituales. Con su capacidad única para estirar todos los músculos

importantes del cuerpo de manera sistemática, las manipulaciones tailandesas le permiten lograr efectos que no se obtienen con ningún otro tipo de trabajo corporal.

No debería considerar el trabajo corporal tailandés como una simple experiencia física. De hecho, si eso ocurre, significa que no ha logrado su auténtico potencial. Dar y recibir un trabajo corporal tailandés constituye un medio ideal de proporcionar el sutil pero poderoso intercambio de energía intrínseca entre dos personas. Siempre es un proceso compartido, de comunicación bidireccional, y el éxito depende del cariño y la compasión que se depositen en ese proceso. Incluso en estos días y en estos tiempos que vivimos, el trabajo corporal tailandés constituye una necesidad vital para la vida cotidiana porque favorece la salud y el bienestar. Se trata del vehículo perfecto para que dos personas se unan con la perspectiva de obtener su equilibrio mutuo de energía y fuerza vital. El trabajo corporal tailandés engloba la armonía y el ritmo que faltan en nuestras vidas.

EL TRABAJO CORPORAL TAILANDÉS EN LA PRÁCTICA

Las técnicas utilizadas en el trabajo corporal tailandés están diseñadas para facilitar y estimular el flujo de energías intrínsecas, y para liberar los bloqueos que de otro modo impedirían conseguir el equilibrio esencial para mantener un cuerpo sano y sin dolor. En este contexto, «sano» y «sin dolor» hacen referencia no solo a lo puramente físico, sino también a los aspectos mentales, emocionales y espirituales de nuestro ser.

En este libro encontrará más de 150 técnicas distintas para realizar un masaje. Pies, palmas de las manos, pulgares, codos y rodillas se utilizan para aplicar presión intensa en las *sen*. Se emplean también otras técnicas, bastante diferentes, para realizar torsiones y estiramientos, y se parecen más a una especie de yoga aplicado. El ritmo es en todo momento comedido, sin prisas. Cuando pase de una técnica a la siguiente, el movimiento debe ser rítmico, fluido, armonioso y suave.

El trabajo corporal tailandés comienza en posición supina (tumbado de espalda), y se trata cada lado del cuerpo. Le sigue la posición de decúbito prono (tumbado boca abajo), y la secuencia acaba en la postura sentada. Esta rutina comienza con los pies, que se someten a presiones, estiramientos y flexiones que sorprenderían incluso a un reflexólogo. Las piernas se posicionan sistemáticamente en diversas posturas que aprovechan al máximo sus canales de energía.

No obstante, son las manipulaciones las que dan fama al masaje tailandés. Están diseñadas para estirar todos los músculos accesibles un poco más de lo que se estirarían mediante la acción de contraer con fuerza los músculos antagonistas. Durante el proceso, las articulaciones se mueven un poco más que cuando funcionan por medio de su propia fuerza muscular.

TÓCAME, ESTÍRAME

El tacto es una de las mejores medicinas. Nos calma, nos relaja y nos consuela. Nuestro ser se alimenta con las dosis regulares de esta medicina omnipresente.

En este contexto, cuando hablamos de «todo nuestro ser» se incluyen los aspectos espirituales y emocionales, así como los físicos observables a simple vista. Cuando lo contemplamos desde la perspectiva de la medicina occidental, resulta fácil ver que el masaje y la manipulación pueden estimular el flujo sanguíneo y de la linfa (fluido de los tejidos), calentar los tejidos, mejorar la flexibilidad y aliviar el dolor, aspectos todos ellos esencialmente físicos.

El poder del tacto es tal que también llega a los recovecos ocultos de nuestro ser. Se ha demostrado que el tacto puede provocar la liberación de sustancias químicas dentro del sistema nervioso, las endorfinas, que contrarrestan el dolor y producen una intensa sensación de bienestar.

El trabajo corporal tailandés implica diferentes formas de tacto (presiones, estiramientos y torsiones) que se han pulido hasta la perfección a lo largo del tiempo. Las personas que reciban un trabajo corporal tailandés experimentarán sensaciones de relajación, paz mental, felicidad, flexibilidad y juventud.

CÚRAME

La palabra «curar» sugiere falta de salud o enfermedad, pero su significado en el contexto de este libro requiere una definición de la salud mucho más amplia. La salud no se limita al bienestar físico o a la ausencia general de enfermedades; se trata de un concepto que abarca el equilibrio entre todos los factores que conforman la sensación de «integridad», tanto interna como externa. La salud, aunque difícil de definir de un modo preciso y completo, se caracteriza por las sensaciones de vitalidad, flexibilidad, ausencia de dolor, satisfacción y un sentimiento de compleción.

Por encima de todo, la persona sana disfruta de equilibrio en su vida. Una de las consecuencias negativas de la vida con prisas es la alteración de ese equilibrio, y cuando eso ocurre se necesita tiempo y espacio para recuperar ese esquivo equilibrio. Compartir el trabajo corporal tailandés con la pareja o recibirlo de un profesional cualificado constituye uno de los medios más efectivos para conseguirlo.

MANTÉNGASE JOVEN Y SANO

El dolor representa el mayor obstáculo para la felicidad, y el dolor de cualquier tipo y a cualquier nivel es una manifestación de un desequilibrio. Se debe a un exceso de algunas cosas y a la falta de otras. El cuerpo experimentará dolor si, por ejemplo, recibe demasiada comida pesada o un exceso de ejercicio muy intenso. Y también se experimentará dolor si la alimentación es insuficiente o si no se practica ejercicio. También se experimentará dolor si los deseos de la mente no se satisfacen, y si esos deseos se ven tan limitados que no existe posibilidad de avanzar.

La búsqueda de la salud debería ser considerada como la búsqueda de equilibrio en todas las facetas de nuestras vidas. El descanso y la relajación constituyen excelentes maneras de calmar la mente y el cuerpo para favorecer el proceso equilibrador que llamamos «curación», y existen muchas cosas que podemos hacer en nuestro día a día para que eso ocurra. Recibir un trabajo corporal tailandés es una de ellas. Al mismo tiempo, el trabajo corporal tailandés puede aportar un entrenamiento maravillosamente rítmico que equilibra a la perfección la necesidad de movimiento y estiramiento, a la vez que proporciona un estado relajado en el que parece que las preocupaciones y los deseos se esfuman.

«LOS CUATRO ESTADOS DIVINOS DE LA CONCIENCIA»

Como ya he mencionado, el masaje tradicional tailandés se practicaba originalmente en los templos budistas debido a su significado religioso y espiritual. Se consideraba una de las diversas maneras para trabajar los «cuatro estados divinos de la conciencia», que para los budistas constituyen un requisito imprescindible para alcanzar la felicidad total. Las cualidades que representan esos estados son:

- Metta: *deseo de hacer felices a los demás y capacidad para demostrar bondad.*
- Karuna: *compasión por todos los que sufren y deseo de aliviar ese sufrimiento.*
- Mudita: *alegrarse por los que tienen buena suerte y no sentir envidia.*
- Upekkha: *mirar al prójimo sin prejuicios ni preferencias.*

Desde el punto de vista budista, la persona que da el masaje debería hacerlo motivada únicamente por el deseo de aportar bondad con total atención a los dolores físicos y emocionales del receptor, así como a sus sentimientos. El masaje realizado con esa intención por encima de todo constituye una experiencia sanadora para la persona que lo da y para el receptor. Entre ellos fluirá una energía vital intrínseca.

TRATAMIENTO DEL TRABAJO CORPORAL TAILANDÉS

Para dar y recibir un trabajo corporal tailandés se necesita un compañero (la pareja, un amigo o un familiar). Es importante no trabajar con personas mucho más pesadas que uno mismo, sobre todo para realizar los ejercicios que consisten en «pisar» a la otra persona. El trabajo corporal tailandés es, ante todo, una experiencia íntima y cálida, y debe realizarse en un entorno que favorezca esas características. Una habitación cálida y bien ventilada, con una iluminación sutil, contribuye a lograr el estado meditativo de la persona que da el masaje y la relajación de la que lo recibe. Es importante que no haya interrupciones ni demasiado ruido, aunque algunas personas prefieren trabajar con una música suave de fondo. Dado que el trabajo se realiza en el suelo, conviene emplear una estera suave y firme o una manta, además de un cojín bajo para la cabeza. Es preciso disponer de espacio suficiente para que la persona que da el masaje pueda moverse cómodamente alrededor de la que lo recibe.

La persona que recibe un masaje tailandés va vestida; la persona que lo practica suele ir descalza. La ropa ideal para ambas es un chándal fino de fibras naturales o prendas sueltas similares.

Antes de dar un masaje a una persona por primera vez, es muy importante conocer su historial médico y los problemas de salud que pueda padecer en el presente (*véase* página 17). Inmediatamente antes del primer contacto físico, es preciso que se tome un momento para despejar su mente de todos los pensamientos externos para centrarse por completo en las necesidades de la otra persona y poder atenderla en un estado de calma y empatía. Unas cuantas respiraciones lentas y profundas con exhalaciones controladas le ayudarán en ese proceso de relajación.

Antes de empezar un masaje, un practicante tailandés pronuncia una plegaria dirigida al Padre de la Medicina para pedirle guía y ayuda a fin de aliviar el dolor físico y emocional del paciente. Si lo desea, usted también puede pronunciar una oración.

Durante el masaje, la persona que lo recibe respirará de manera normal, excepto cuando se le practiquen las «cobras» (*véanse* páginas 131-133 y 135) y la tracción de columna con giro (*véase* página 121). Inspirar profundamente antes de la tracción y espirar mientras se produce favorece el flujo de energía hacia los órganos internos. Como ocurre con todas las formas de masaje, es preciso controlar el ritmo y la presión, y por encima de todo, el flujo debe ser continuo, no solo de una técnica a la siguiente, sino también en cuanto a las energías entre las dos personas implicadas. Siempre que es posible, la primera palabra de los títulos de los ejercicios hace referencia a la acción que lleva a cabo la persona que da el masaje o, cuando es apropiado, a la parte del cuerpo que emplea.

DURACIÓN DE UN MASAJE

Un masaje tailandés puede durar entre dos horas y dos horas y media. Ello no excluye la posibilidad de un masaje eficaz si se dispone de menos tiempo. Es mucho mejor limitar el masaje a las zonas del cuerpo que puedan ser tratadas adecuadamente en el tiempo disponible que acelerar el ritmo y realizar un masaje completo en mucho menos tiempo. En el capítulo 4 encontrará una selección de programas breves para tratar problemas específicos.

Además, al final del libro se incluye una rutina básica para principiantes (*véase* página 154). Si el trabajo corporal es nuevo para usted, no pruebe las manipulaciones más avanzadas hasta que pueda realizar la rutina básica de manera fluida y eficaz.

CUIDADO CON ESTIRAR DEMASIADO

Los sobreestiramientos pueden causar daños. Después de una breve experiencia dando un masaje queda patente que cada persona tiene un umbral del dolor, una sensibilidad y una flexibilidad global distintos. Una presión profunda provoca poco más que una sensación leve a algunas personas, mientras que una presión suave para otras puede resultar insoportable. La flexibilidad y la tolerancia a los estiramientos muestran la misma variabilidad. Es importante aprender a identificar rápidamente qué nivel de presión y estiramiento podemos utilizar. La presión puede provocar dolor si se aplica con demasiada energía; empiece siempre con una presión ligera y vaya aumentando la fuerza poco a poco. Utilice las pistas visuales que le envíe la otra persona para identificar la presión máxima que puede ejercer.

Es importante obtener siempre la confirmación verbal de que los estiramientos no son excesivos. La edad no es un indicativo de flexibilidad y umbral del dolor. Algunas personas muy jóvenes pueden mostrarse muy rígidas, mientras que otras que pasan de los setenta y que se han cuidado durante toda su vida demuestran una flexibilidad notable.

EL MASAJISTA DEBE CUIDARSE

El equilibrio y una buena postura son imprescindibles para la persona que realiza el trabajo corporal tailandés, ya que la tensión muscular se podrá mantener fácilmente si se adoptan posturas poco naturales. Inclinarse con todo el peso corporal constituye un método mucho más eficaz para aplicar presión y realizar algunos de los estiramientos amplios que intentar esos movimientos únicamente con la fuerza muscular de los brazos y los hombros. El masajista tiene que sentirse tan cómodo como la persona que recibe el masaje, ya que cualquier incomodidad interrumpirá la concentración y echará a perder la armonía del movimiento, que es la cualidad que distingue y da carácter a un buen trabajo corporal tailandés.

RITMO Y MOVIMIENTO: UNA SÍNTESIS PURA

Las palabras «fluido» y «rítmico» describen con total exactitud la esencia del trabajo corporal tailandés, con su secuencia de presiones, estiramientos y torsiones sin prisas. Para el principiante, el gran número de técnicas empleadas, variedad y sutileza, puede resultar algo desconcertante. La posición y los movimientos del masajista en relación con el receptor son tan importantes como la manera en que se aplican las técnicas. Los matices del ritmo y la presión parecen interminables, y una técnica se dispersa en la siguiente de manera totalmente fluida y armónica. La forma parece tan importante como el movimiento. Las simetrías y las formas desarrolladas y sostenidas son tan perfectas como el modo en que se desvanecen. No se percibe nunca el más leve asomo de prisa, y para el receptor el tiempo parece detenerse.

El trabajo corporal tailandés es una fusión de técnicas, cada una con sus propios efectos específicos. Algunas técnicas consisten en aplicar presión en las líneas *sen* (*véase* página 12); otras producen las maravillosas torsiones y los estiramientos que recuerdan a movimientos aplicados de yoga. La presión es el medio para estimular el movimiento de energía en las líneas *sen*; las manipulaciones sirven para estirar los músculos. Los pies, las palmas de las manos, los pulgares, los codos y las rodillas son las herramientas del terapeuta tailandés. El ritmo pausado y el flujo sin interrupciones que caracterizan a esta forma de trabajo corporal también distraen de las presiones profundas y los estiramientos potentes que se realizan. El trabajo corporal tailandés es como un dúo con una hermosa coreografía: el tema básico se repite una y otra vez, pero con sutiles variaciones para cada parte del cuerpo que se va tratando.

CONTRAINDICACIONES DEL MASAJE TAILANDÉS

Conviene tener algunas precauciones. Todas esas formas increíbles y movimientos fluidos que componen la parte manipulativa del masaje tailandés pueden ser potencialmente dañinos para el masajista y el receptor. Para dar un masaje de este tipo, incluso a un nivel básico, se requiere una gran habilidad, fuerza y equilibrio, elementos que solo se consiguen con un entrenamiento adecuado. Incluso una persona joven y en forma puede sufrir algún daño si se somete a estiramientos y torsiones aplicados de manera incorrecta o exagerada. Además, existen las contraindicaciones habituales, que son las que se aplicarían a cualquier forma de masoterapia.

CUÁNDO NO SE DEBE UTILIZAR EL TRABAJO CORPORAL TAILANDÉS

- No realice un masaje a nadie con una cardiopatía grave, hipertensión o cáncer.
- El masaje tailandés resulta inadecuado para las personas con osteoporosis.
- Nunca aplique un masaje a una persona con una articulación artificial, como una prótesis de cadera o de rodilla.
- Las personas con problemas de piel como eccema, psoriasis o herpes zóster no deberían recibir un masaje en las zonas afectadas.
- Muchos de los ejercicios de este libro son inadecuados para mujeres embarazadas. El masaje tailandés no se recomienda durante el embarazo.
- Las venas varicosas no deben someterse a masajes profundos.
- Si el receptor padece alguna enfermedad que hace dudar al masajista en cuanto a la idoneidad de este tipo de masaje, siempre es mejor optar por la precaución y que la persona en cuestión consulte con su médico, que podrá determinar si el masaje está contraindicado.

LOS MÚSCULOS

• • • • • • • • • • • • • •

El envejecimiento tiene más que ver con cómo nos sentimos que con el paso del tiempo. El descenso de la flexibilidad, la rigidez, la tensión y los dolores intensifican la sensación de envejecer.

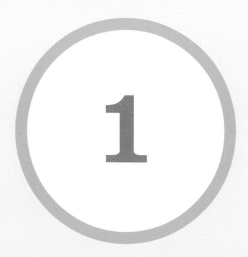

El dolor crónico, incluso los dolores de cabeza, se asocian con el sistema musculoesquelético y se origina en los músculos que permanecen contraídos (acortados) incluso en su estado «relajado». Los músculos constituyen los objetivos anatómicos del masajista tailandés.

El músculo esquelético se compone de tejido contráctil. Proporciona la fuerza (esfuerzo) para todos los movimientos voluntarios. Los músculos se unen al hueso (o al tejido conjuntivo o el cartílago) mediante tendones. Estos son estructuras inelásticas flexibles y muy resistentes que sale del tejido conjuntivo que cubre los músculos. En sus extremos, los tendones se fusionan con el tejido conjuntivo que cubre el hueso o el cartílago. Cada vez que un músculo se contrae, se acorta, y de ese modo se crea una tracción que se transmite a los tendones para producir el movimiento.

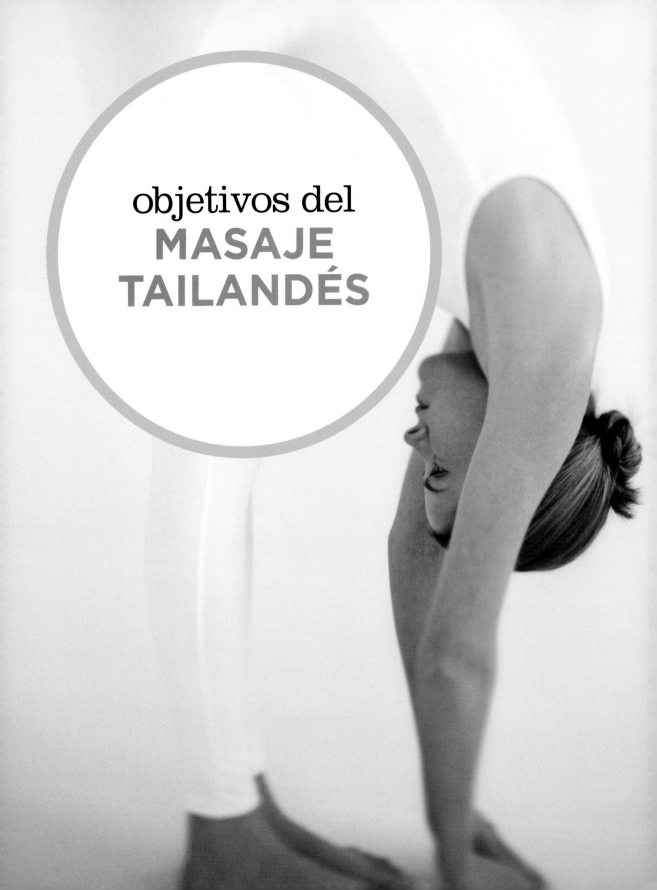

objetivos del
MASAJE
TAILANDÉS

LOS MÚSCULOS SUPERFICIALES DEL CUERPO

Los músculos superficiales del cuerpo cubren capas de músculos profundos que, a su vez, pueden cubrir otros aún más profundos. En las imágenes, vemos la relación entre las curvas naturales del cuerpo y los músculos superficies que hay debajo de la piel y la grasa subcutánea. Algunos músculos profundos (en color naranja) se adivinan bajo los músculos superficiales.

1. Esternocleidomastoideo
2. Pectoral mayor
3. Bíceps
4. Serrato anterior
5. Braquial
6. Recto del abdomen
7. Flexores de la muñeca
8. Músculo recto interno
9. Abductores
10. Sartorio
11. Vasto lateral
12. Vasto medio
13. Recto femoral
14. Tibial anterior
15. Sóleo

● Músculos superficiales
● Músculos profundos

1. Trapecio
2. Deltoides
3. Infraespinoso
4. Redondo menor
5. Redondo mayor
6. Tríceps
7. Dorsal ancho
8. Extensores de la muñeca
9. Glúteo mayor
10. Bíceps femoral
11. Semitendinoso
12. Semimembranoso
13. Gastrocnemio
14. Sóleo
15. Tibial posterior
16. Peroneo largo

CÓMO FUNCIONAN LOS MÚSCULOS

Los músculos actúan sobre los huesos y forman un sistema muy complejo de palancas. En general, los músculos están unidos a los huesos mediante tendones situados a ambos lados de la articulación. Cuando el músculo se contrae, la articulación actúa como un pivote y se crea movimiento entre los huesos.

El músculo no puede funcionar por sí solo; depende de otros tejidos, como la miofascia. Esta no solo proporciona el revestimiento exterior al músculo, sino que además penetra en el interior de este, une grupos de fibras musculares y transporta nervios y capilares sanguíneos al interior del tejido muscular. En realidad, todos los órganos del cuerpo dependen del apoyo del tejido conjuntivo, que une los diversos componentes. Es el tejido conjuntivo el que forma el marco de apoyo para la densa red de capilares sanguíneos, nervios y vasos linfáticos, componentes esenciales del sistema muscular. También proporciona las superficies ultralisas que permiten que cada músculo se mueva sin apenas fricción contra los que tiene al lado. Las adherencias dolorosas se producen cuando esa propiedad del tejido conjuntivo se ve alterada.

EL SISTEMA NERVIOSO CENTRAL

El cerebro y la médula espinal componen el **sistema nervioso central (SNC)**, que es el ordenador que controla todas las partes y las funciones del cuerpo, tanto las voluntarias (por ejemplo, los músculos esqueléticos) como las involuntarias (la respiración es una de ellas). Los músculos se vinculan al sistema nervioso central mediante dos tipos de nervios:
- **Nervios motores:** transportan los impulsos nerviosos desde el SNC para que los músculos se contraigan.
- **Nervios sensoriales:** transportan los impulsos desde los órganos sensoriales de los músculos hasta el SNC.

Los órganos sensoriales de los músculos se denominan **órganos fusiformes** debido a su forma. Proporcionan información constante sobre el estado de la contracción de los músculos y cualquier cambio que se produzca. Los tendones también contienen órganos sensoriales que informan al cerebro de la tracción a la que están siendo sometidos cuando los músculos se contraen.

¿QUÉ ES UN MÚSCULO?

Un músculo es un grupo de un gran número de fibras musculares dispuestas en sentido longitudinal y paralelas

DIAGRAMA DEL TEJIDO MUSCULAR (aumentado)

Esta sección de un músculo muestra la distribución de los tejidos que proporcionan la estructura de soporte y su capacidad de contracción.

1. Cuerpo del músculo

2. Tendón
   une el músculo al hueso

3. Haz muscular
   grupo de fibras musculares

4. Fibra muscular

5. Miofascia
   estructura de tejido conjuntivo del músculo

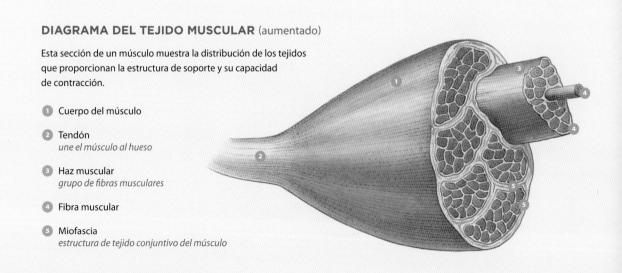

MÚSCULOS ANTAGONISTAS

Los músculos del bíceps y el tríceps forman el par antagonista que proporciona gran parte del esfuerzo para flexionar y extender el brazo por el codo, y para elevar el brazo hacia atrás y adelante por el hombro.

1 Tendones

2 Escápula

3 Músculo bíceps

4 Músculo tríceps

5 Húmero

6 Tendones

7 Radio

8 Cúbito

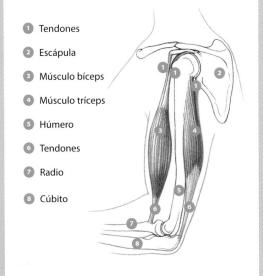

a medida que las fibras van entrando en acción cuando el estímulo de los nervios motores aumenta.

GRUPOS MUSCULARES FUNCIONALES

El movimiento fluido, variable y coordinado es el resultado del funcionamiento de los músculos en grupos. Un grupo que flexiona una articulación, por ejemplo, interactúa con el que la extiende y se opone a la acción de esta. Estos grupos de músculos se conocen como **antagonistas.** El bíceps y el tríceps son los músculos principales de los grupos antagonistas que flexionan y extienden el codo. Otros grandes grupos funcionales son los músculos del cuádriceps, que extienden la rodilla y flexionan el muslo, y los músculos de la corva, que flexionan la rodilla y extienden el muslo. Cada uno de los cuatro cuádriceps y los tres músculos de la corva funcionan de manera distinta respecto al resto a fin de incluir cierto grado de rotación en todas las direcciones.

LOS MÚSCULOS EN REPOSO

Los músculos solo se pueden contraer; no se estiran de manera activa. Cuando un músculo deja de contraerse, depende de sus antagonistas para volver a su longitud normal relajada. Incluso un músculo aparentemente relajado cuenta con una pequeña proporción de fibras en estado contraído. Es lo que aporta a un músculo su **tono.** Este depende de un estímulo constante y de baja frecuencia del nervio motor que se origina en el cerebro. Es suficiente para mantener contraídas las fibras en el umbral más bajo. Cualquier alteración del tono normal puede influir mucho en la función del músculo. La falta de tono hace que el músculo resulte débil y flácido, y su contracción potencial se emplea para «tensar» en lugar de producir movimiento. El exceso de tono engaña al cerebro, que cree que el músculo está contraído e inhibe parte de la acción de los antagonistas. En consecuencia, estos se van debilitando.

entre sí. Las fibras musculares constituyen los elementos contráctiles básicos de los músculos. Todas las fibras musculares poseen la capacidad de contraerse y, por tanto, acortarse. Se contraen de manera absoluta; una fibra muscular no se puede contraer «solo un poco». La contracción completa o la ausencia de contracción son las dos únicas posibilidades.

Las diferentes fibras musculares responden de distintas maneras a los impulsos que llegan a través de los nervios motores. Algunas actúan según lo que se conoce como «umbral de respuesta bajo». Esto significa que se contraen por un estímulo del nervio motor de frecuencia muy baja. Otras son mucho menos sensibles y necesitan un estímulo de frecuencia mucho más alta: son las que tienen un «umbral de respuesta alto». Dentro de un mismo músculo hay fibras musculares con diferentes umbrales a fin de cubrir todo el espectro, de bajo a alto. Los diferentes umbrales de respuesta de las fibras musculares permiten que el músculo se contraiga de manera fluida y progresiva

La interacción de los músculos se refleja en el masaje tailandés, que trata todos los músculos desde todos los ángulos.

LOS EFECTOS TERAPÉUTICOS DEL TRABAJO CORPORAL

El trabajo corporal tailandés destaca en las presiones y los estiramientos. En este punto conviene observar qué ocurre con nuestros músculos y cómo pueden ayudarlos las presiones y los estiramientos. Uno de los problemas musculares más comunes es el acortamiento gradual de la longitud del músculo relajado. Las causas son diversas. Las personas que realizan un trabajo manual repetitivo con mucho peso o las que entrenan con pesas en el gimnasio pueden desarrollar músculos con un tono más alto de lo normal. Se debe a que un mayor número de fibras musculares permanece contraído incluso cuando el músculo se encuentra en estado «relajado». Otros factores como lesiones, malas posturas y tensión emocional pueden tener esa misma consecuencia.

El efecto más inmediato del acortamiento muscular es la reducción del movimiento en la articulación en la que trabaja el músculo. Se debe a que la diferencia entre la longitud en estado relajado y la longitud en estado contraído es menor de lo que debería ser. Esta diferencia determina la cantidad de movimiento que puede producir el músculo. Así, la rigidez y la movilidad reducida de las articulaciones son consecuencias del acortamiento de los músculos.

Además, pueden producirse otras consecuencias desagradables. Cuando un músculo se tensa y se acorta, sus órganos fusiformes envían impulsos al cerebro informando de que el músculo se encuentra contraído. El cerebro responde reduciendo la estimulación motora a su músculo antagonista, que pierde tono y, si ese estado persiste, se debilita de forma gradual. Pronto ni siquiera igualará la fuerza de su antagonista, que se acortará todavía más porque no recibirá suficiente tracción para estirarse. Se produce así un desequilibrio que, en algunos casos, puede provocar problemas posturales y el consiguiente dolor crónico.

Pero aquí no acaba la historia. La miofascia cuenta con grandes zonas entre sus células que contienen fibras, algunas elásticas y otras no. Las no elásticas refuerzan el tejido. Cuando un músculo se acorta, la miofascia se contrae y se acorta con él. Poco a poco pierde parte de su elasticidad porque no se estira repetidamente a la que debería ser su longitud correcta en estado relajado. Las fibras no elásticas sustituyen a las elásticas, y el tejido se arruga ligeramente. El movimiento de los tejidos vecinos pasa a ser menos fluido, lo que puede provocar molestias que llevarán, a su vez, a un uso anómalo de las partes afectadas. A medida que la miofascia se encoge debido a la falta de estiramientos, gana en densidad y pasa a ser fibrótica: impide el estiramiento normal del músculo durante la relajación y reduce todavía más el movimiento y la movilidad de la articulación. Esos efectos interrelacionados implican dolor, rigidez, menor resistencia a las lesiones articulares y menor rendimiento deportivo.

BENEFICIOS DE LAS PRESIONES Y LOS ESTIRAMIENTOS

Las presiones profundas del trabajo corporal tailandés consisten en apretar los músculos, de modo que la miofascia se estira hacia los lados. Esto ayuda a descomponer el tejido fibrótico y estimula la producción de fibras elásticas. El flujo sanguíneo a través de los capilares miofasciales se intensifica, y el flujo de energía a través de las líneas *sen* mejora. Esos cambios contribuyen a aliviar el dolor y preparan a los tejidos para recibir los efectos de los estiramientos.

Los estiramientos sostenidos y a gran escala que caracterizan a las manipulaciones tailandesas se aplican en numerosas direcciones. El masajista modifica el ángulo constantemente cambiando las posiciones relativas de las distintas partes del cuerpo. El estiramiento de los músculos (incluso de aquellos anormalmente acortados) consigue que estos vayan más allá de su longitud normal en estado relajado. Los órganos fusiformes de los músculos reaccionan «informando» al cerebro de que el músculo se encuentra relajado. Los impulsos nerviosos inhibitorios de los músculos antagonistas se detienen y pronto recuperan el tono normal. Los estiramientos regulares del trabajo corporal tailandés restauran el equilibrio dentro y entre grupos funcionales

MÚSCULOS ACORTADOS

El músculo gastrocnemio que vemos en la imagen puede quedar severamente acortado a consecuencia del uso de tacones hasta el punto de provocar dolor cuando se camina descalzo. El masaje tailandés corrige fácilmente esta alteración.

1 Músculo de la pantorrilla (gastrocnemio)

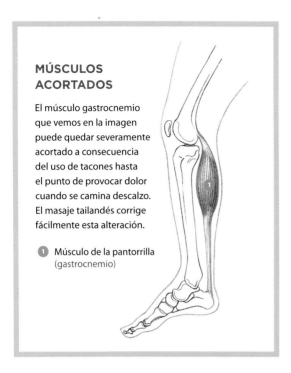

parecer milagroso por el modo en que trata dolencias debidas a estrés físico y emocional. La tensión repetitiva, el deporte y las lesiones de desgaste constituyen los resultados más habituales del estrés físico. Las señales de advertencia abarcan rigidez, debilidad, dolor y pérdida grave de movilidad. Los indicadores de estrés emocional resultan mucho más complejos. Pueden ser emocionales (ansiedad o ira) o conductuales (comer demasiado, abuso del alcohol, tabaco y drogas). La incapacidad para relajarse, los patrones de sueño alterados y la irritabilidad general también pueden hacer acto de presencia. Finalmente, el estrés emocional provoca síntomas físicos: por ejemplo, dolores de cabeza, indigestión, estreñimiento, dolor de espalda o problemas dermatológicos.

AUMENTAR EL RENDIMIENTO DEPORTIVO

Un cuerpo flexible es una de las claves para la buena forma física y el rendimiento. La otra es una musculatura con un equilibrio perfecto entre los grupos antagonistas, de manera que cada músculo sea capaz de asumir su longitud relajada normal cuando no está contraído. Probablemente, se trata de una combinación que ni siquiera los atletas de élite consiguen, aunque incluir el trabajo corporal tailandés como parte de un programa de entrenamiento puede ayudar a los deportistas a alcanzar ese objetivo. Les permitirá un entrenamiento más intensivo con un riesgo de lesiones mucho menor y niveles más altos de rendimiento de forma segura.

TRATAR LESIONES DEPORTIVAS

La mayoría de lesiones deportivas implican daños en fibras musculares, miofascia o tendones, y normalmente están provocadas por el abuso de músculos que no están equilibrados de manera funcional con otros músculos de su grupo y con sus antagonistas. Un músculo normal y sano posee una asombrosa capacidad para realizar movimientos repetitivos sin sufrir lesiones. La práctica habitual del trabajo corporal tailandés proporciona el mantenimiento que los músculos necesitan. Ante una lesión, los estiramientos y las manipulaciones controlados aceleran la curación y la recuperación del funcionamiento normal sin dolor.

de músculos, y eso significa alivio del dolor, aumento de la flexibilidad y mejora de la postura.

MANTENER Y MEJORAR LA FLEXIBILIDAD

La flexibilidad global de las articulaciones móviles del cuerpo empieza a disminuir a partir de los veinte años, a menos que se tomen medidas para trabajarlas mediante una amplia gama de movimientos a intervalos regulares. Se puede lograr con el yoga, pero conseguir el nivel adecuado requiere mucha práctica y disciplina. El masaje tailandés no exige más que ponerse en manos de un experto. Después de una sesión de dos horas o dos horas y media, sus músculos y sus articulaciones se habrán sometido a un trabajo intenso, mucho más de lo que podría lograr por sí solo. La mejora de la flexibilidad resultará evidente de inmediato. Se debe a que el trabajo corporal tailandés siempre estira los músculos y manipula las articulaciones un poco más de lo que podría lograr sin ayuda.

EL TRATAMIENTO DE DOLENCIAS

Aunque el trabajo corporal tailandés no está recomendado para personas con problemas de salud graves ni para aquellas que llevan alguna prótesis, para el resto puede

LOS MÚSCULOS CABEZA Y CUELLO

MÚSCULO	REGIÓN/ TEMA	UNIONES (origen e inserción)	ACCIÓN DEL MÚSCULO	MANIPULACIONES TAILANDESAS BÁSICAS QUE ACTÚAN SOBRE EL MÚSCULO
ERECTOR DE LA COLUMNA (sacroespinal) (*véase* también página 30)	**Cabeza y cuello** temas 3, 5 y 8	**O:** en todas las vértebras **I:** vértebras cervicales superiores, base del cráneo y costillas	(Ambos lados) **Mantiene el cuello erguido y lo dobla hacia atrás** (Un lado) **Flexiona la cabeza y el cuello a los lados**	• **Torsión vertebral en arco y flecha** (página 89) • **Tracción de cabeza girada** (página 106) • **Presión de cuello con las manos entrelazadas** (página 139) • **Palanca lateral de brazo en postura sentada** (página 141) • **Estiramiento de hombros en mariposa** (página 143) • **Manipulación en mariposa** (página 143)
ESTERNOCLEIDO– MASTOIDEO	**Cabeza y cuello** temas 5 y 8	**O:** hueso mastoideo detrás del oído **I:** parte superior del esternón, clavícula	(Ambos lados) **Inclina la cabeza hacia delante** (Un lado) **Gira la cabeza hacia el hombro de ese lado**	• **Tracción de cabeza girada** (página 106) • **Estiramiento de cuello y hombros** (página 139) • **Palanca lateral de brazo en postura sentada** (página 141)
ELEVADOR DE LA ESCÁPULA	**Cabeza y cuello** temas 3, 5 y 8	**O:** primeras cuatro vértebras cervicales **I:** ángulo superior interno de la escápula	**Eleva la escápula y la tracciona hacia la columna**	• **Torsión vertebral en arco y flecha** (página 89) • **Tracción de cabeza girada** (página 106) • **Presión de cuello con las manos entrelazadas** (página 139) • **Palanca lateral de brazo en postura sentada** (página 141)
TRAPECIO	**Cabeza y cuello** temas 3, 5, 7 y 8	**O:** base del cráneo (occipucio), vértebras cervicales dos a seis vía ligamento nucal, última vértebra cervical y todas las vértebras torácicas **I:** extremo exterior de la clavícula, espina de la escápula	**Gira y eleva las escápulas** (Un lado) **Flexiona y gira el cuello**	• **Torsión vertebral en arco y flecha** (página 89) • **Alzar la cabeza a rodillas rectas** (página 95) • **Alzar la cabeza a rodillas cruzadas** (página 95) • **Estiramiento con pie en axila** (página 103) • **Tracción de brazos** (página 105) • **Tracción de cabeza girada** (página 106) • **Rotación de hombro** (página 114) • **Torsión vertebral con alzamiento** (página 121) • **Cobra erguida** (página 133) • **Palanca lateral de brazo en postura sentada** (página 141)

1. Trapecio
2. Elevador de la escápula
3. Romboides menor
4. Infraespinoso
5. Redondo mayor
6. Erector de la columna
7. Esternocleidomastoideo
8. Deltoides
9. Serrato anterior

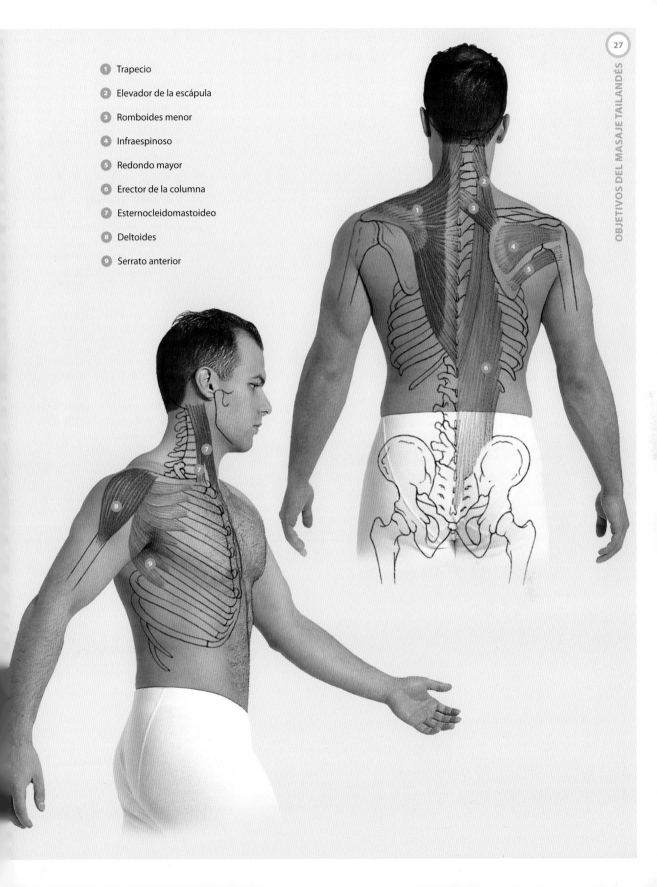

HOMBROS

MÚSCULO	REGIÓN/ TEMA	UNIONES (origen e inserción)	ACCIÓN DEL MÚSCULO	MANIPULACIONES TAILANDESAS BÁSICAS QUE ACTÚAN SOBRE EL MÚSCULO
REDONDO MENOR	Hombros temas 3, 5 y 8	**O:** margen externo de la escápula **I:** parte posterior de la cabeza del húmero	**Gira el brazo hacia fuera**	• **Alzar la cabeza a rodillas rectas** (página 95) • **Alzar la cabeza a rodillas cruzadas** (página 95) • **Tracción de brazos** (página 105) • **Palanca de brazo hacia atrás** (página 140) • **Palanca de codo giratoria** (página 140) • **Estiramiento de brazo en triángulo** (página 103) • **Palanca lateral de brazo** (página 141) • **Estiramiento de hombros en mariposa** (página 143)
REDONDO MAYOR	Hombros temas 3, 6 y 8	**O:** mitad inferior del margen externo de la escápula **I:** margen interno del húmero superior	**Extiende el brazo hacia atrás y lo gira hacia dentro**	• **Alzar la cabeza a rodillas rectas** (página 95) • **Alzar la cabeza a rodillas cruzadas** (página 95) • **Tracción de brazo en posición lateral** (página 116) • **Estiramiento de brazo en triángulo** (página 117) • **Palanca de brazo hacia atrás** (página 140) • **Palanca de codo giratoria** (página 140) • **Palanca lateral de brazo** (página 141) • **Estiramiento de hombros en mariposa** (página 143)
SUPRAESPINOSO	Hombros temas 5, 6, 7 y 8	**O:** escápula por encima de la columna **I:** margen externo de la parte superior del húmero	**Eleva el brazo** (abducción)	• **Estiramiento con pie en axila** (página 103) • **Torsión vertebral con alzamiento** (página 121) • **Cobras de rodillas, en taburete, erguida e íntima** (páginas 131-133, 135) • **Palanca de codo giratoria** (página 140) • **Estiramiento de hombros en mariposa** (página 143)
INFRAESPINOSO	Hombros temas 5, 6, 7 y 8	**O:** escápula interior **I:** parte posterior de la cabeza del húmero	**Gira el brazo hacia fuera**	como para el SUPRAESPINOSO (arriba) • **Rotación de hombro** (página 114) • **Torsión vertebral con alzamiento** (página 121)
SUBESCAPULAR	Hombros temas 3, 5, 6 y 8	**O:** parte delantera de la escápula **I:** superficie interior del húmero superior	**Baja el brazo, lo gira hacia el pecho**	como para el REDONDO MENOR (arriba) • **Torsión vertebral con alzamiento** (página 121)
DELTOIDES	Hombros temas 5, 6, 7 y 8	**O:** clavícula y espina escapular **I:** húmero	**Eleva el brazo** (abducción)	como para el SUPRAESPINOSO (arriba)
SERRATO ANTERIOR	Hombros temas 7 y 8	**O:** costillas 1-9 **I:** margen interno de la escápula	**Antagonista a los músculos romboides, contribuye a estabilizar la escápula**	• **Cobras de rodillas, en taburete, erguida e íntima** (páginas 131-133, 135) • **Estiramiento con pies en espalda** (página 144)

MÚSCULO	REGIÓN/ TEMA	UNIONES (origen e inserción)	ACCIÓN DEL MÚSCULO	MANIPULACIONES TAILANDESAS BÁSICAS QUE ACTÚAN SOBRE EL MÚSCULO
PECTORAL MAYOR	Tórax temas 5, 6, 7 y 8	**O:** clavícula, esternón **I:** clavícula, esternón	Gira el brazo hacia el pecho, aducción del brazo	• **Tracción de brazos** (página 105) • **Rotación de hombro** (página 114) • **Torsión vertebral de hombro a rodilla opuesta** (página 117) • **Arco lateral de espalda** (página 119) • **Estiramientos en tijera lateral** y **cruzada** (páginas 120, 134) • **Cobras de rodillas, en taburete** y **erguida** (páginas 131-133) • **Palanca de brazo hacia atrás** (página 140) • **Estiramiento de brazo en la postura del triángulo** (página 103) • **Palanca de codo giratoria** (página 140) • **Estiramiento de hombros en mariposa** (página 143) • **Estiramiento con pies en espalda** (página 144)
RECTO DEL ABDOMEN	Abdomen temas 3, 6, 7 y 8	**O:** parte superior del hueso púbico **I:** cartílagos de costillas 5-7	Flexiona la columna hacia delante	• **El medio puente** (página 93) • **Arco lateral de espalda** (página 119) • **Estiramientos en tijera lateral** y **cruzada** (páginas 120, 134) • **Cobras de rodillas, en taburete** y **erguida** (páginas 131-133) • **Estiramiento con pies en espalda** (página 144)

① Subescapular

② Pectoral mayor

③ Recto del abdomen

ESPALDA

MÚSCULO	REGIÓN/ TEMA	UNIONES (origen e inserción)	ACCIÓN DEL MÚSCULO	MANIPULACIONES TAILANDESAS BÁSICAS QUE ACTÚAN SOBRE EL MÚSCULO
ERECTOR DE LA COLUMNA (sacroespinal) (*véase* también página 26)	**Espalda** temas 3, 5 y 8	**O:** todas las vértebras **I:** vértebras cervicales superiores, base del cráneo y costillas	(Ambos lados) **Estira la columna hacia atrás** (Un lado) **Gira la columna y la flexiona a un lado**	• **Presión de muslo de pecho a pie** (página 73) • **Mantis religiosa** (página 74) • **Rotación de caderas** (página 89) • **Balanceo de espalda** (página 90) • **El arado** (página 91) • **Masaje de glúteos con rodillas** (página 92) • **Masaje de muslos con espinillas** (página 93) • **El medio puente** (página 93) • **Alzar la cabeza a rodillas rectas** (página 95) • **Alzar la cabeza a rodillas cruzadas** (página 95) • **Torsión vertebral con alzamiento** (página 121) • **Presión de cabeza a rodillas** (página 142) • **Manipulación en mariposa** (página 143)
DORSAL ANCHO	**Espalda** temas 3, 6 y 8	**O:** las seis vértebras torácicas inferiores, vértebras lumbares, crestas ilíacas **I:** parte delantera del húmero	**Gira el brazo hacia el pecho, tracciona el brazo hacia atrás y adentro**	• **Alzar la cabeza a rodillas rectas** (página 95) • **Alzar la cabeza a rodillas cruzadas** (página 95) • **Estiramiento de brazo en la postura del triángulo** (supino y lateral) (páginas 103, 117) • **Tracción de brazo en posición lateral** (página 116) • **Palanca de brazo hacia atrás** (página 140) • **Palanca de codo giratoria** (página 140) • **Palanca lateral de brazo en postura sentada** (página 141) • **Estiramiento de hombros en mariposa** (página 143)
ROMBOIDES MENOR Y MAYOR	**Espalda** temas 5, 6, 7 y 8	**O:** última vértebra cervical y las primeras cinco vértebras torácicas **I:** margen interno de la escápula	**Tracciona la escápula hacia la columna**	• **Giro de columna en arco y flecha** (página 89) • **Alzar la cabeza a rodillas rectas** (página 95) • **Alzar la cabeza a rodillas cruzadas** (página 95) • **Estiramiento con pie en axila** (página 103) • **Rotación de hombro** (página 114) • **Tracción de columna con giro** (página 121)
CUADRADO LUMBAR	**Espalda** temas 5, 6, 7 y 8	**O:** parte superior de las crestas ilíacas **I:** vértebras lumbares y costilla 12	**Torsión lateral de la zona lumbar**	• **Torsión vertebral en arco y flecha** (página 89) • **Estiramiento de brazo en la postura del triángulo** (página 117) • **Tracción de columna con giro** (página 121) • **Elevación de pierna de rodilla o mano a glúteo hacia atrás** (página 128) • **Palanca lateral de brazo en postura sentada** (página 141)

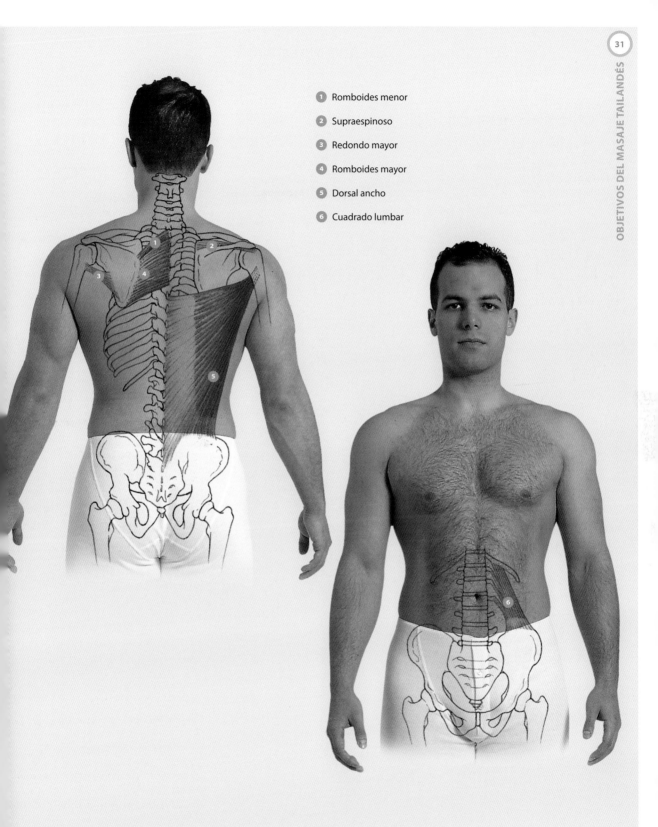

1. Romboides menor
2. Supraespinoso
3. Redondo mayor
4. Romboides mayor
5. Dorsal ancho
6. Cuadrado lumbar

CADERAS Y GLÚTEOS

MÚSCULO	REGIÓN/ TEMA	UNIONES (origen e inserción)	ACCIÓN DEL MÚSCULO	MANIPULACIONES TAILANDESAS BÁSICAS QUE ACTÚAN SOBRE EL MÚSCULO
GLÚTEO MAYOR	Glúteos temas 2, 3 y 6	**O:** articulación sacroilíaca, borde posterior del ilion **I:** debajo de la cabeza del fémur, en su superficie posterior	Impulsa la pierna hacia atrás y gira la cadera hacia fuera	• **Presión de muslo de pecho a pie** (página 73) • **Mantis religiosa** (página 74) • **Rotación de cadera** (página 75) • **El arado** (página 91) • **Masaje de la cara posterior de los muslos con rodillas** (página 92) • **Masaje de glúteos con rodillas** (página 92) • **Masaje de muslos con espinillas** (página 93) • **Alzar la cabeza a rodillas cruzadas** (página 95) • **Torsión vertebral de hombro a rodilla opuesta** (página 117)
PIRIFORME	Caderas temas 2 y 6	**O:** superficie anterior del sacro **I:** parte superior del fémur (trocánter mayor)	Impulsa la cadera hacia fuera, gira la cadera hacia fuera	• **Mantis religiosa** (página 74) • **Balanceo de cadera** (página 79) • **Torsión vertebral de hombro a rodilla opuesta** (página 79) • **Estiramiento horizontal de pierna cruzada** (páginas 80, 118)

1 Glúteo mayor

2 Piriforme

BRAZOS Y MANOS

MÚSCULO	REGIÓN/ TEMA	UNIONES (origen e inserción)	ACCIÓN DEL MÚSCULO	MANIPULACIONES TAILANDESAS BÁSICAS QUE ACTÚAN SOBRE EL MÚSCULO
BÍCEPS	**Brazo** temas 5, 6, 7 y 8	**O:** escápula (dos cabezas) **I:** radio	**Flexiona el brazo por el codo**	• **Alzar la cabeza a rodillas rectas** (página 95) • **Tracción de brazos** (página 105) • **Estiramiento con pies en espalda** (página 144)
TRÍCEPS	**Brazo** temas 5, 6, 7 y 8	**O:** húmero (dos cabezas), escápula **I:** cúbito	**Estira el brazo por el codo**	• **Estiramiento de brazo en la postura del triángulo** (supino y lateral) (páginas 103, 117) • **Palanca de brazo hacia atrás** (página 140) • **Palanca de codo giratoria** (página 140) • **Estiramiento de hombros en mariposa** (página 143)
EXTENSORES DE MUÑECA Y MANO	**Brazo** temas 5, 6, 7 y 8	**O:** húmero, radio, cúbito **I:** huesos de la muñeca, huesos de la mano, huesos de los dedos	**Extienden las palmas de las manos hacia atrás por las muñecas, y los dedos**	• **Rotación de muñeca** (página 105)
FLEXORES DE MUÑECA Y MANO	**Brazo** temas 5, 6, 7 y 8	**O:** húmero, radio, cúbito **I:** huesos de la muñeca, huesos de la mano, huesos de los dedos	**Flexionan las palmas de las manos hacia arriba por las muñecas, así como los dedos**	• **Estiramiento de brazo en la postura del triángulo** (supino y lateral) (páginas 103, 117) • **Presión de rodilla a mano** (página 104) • **Rotación de muñeca** (página 105)

1 Bíceps

2 Flexores

3 Tríceps

4 Extensores

MÚSCULO	REGIÓN/ TEMA	UNIONES (origen e inserción)	ACCIÓN DEL MÚSCULO	MANIPULACIONES TAILANDESAS BÁSICAS QUE ACTÚAN SOBRE EL MÚSCULO
PSOAS MAYOR	**Piernas** temas 6 y 7	**O:** procesos transversales de todas las vértebras lumbares y última vértebra torácica **I:** fémur inmediatamente por debajo de la articulación de la cadera (trocánter menor)	**Fémur justo por debajo de la articulación de la cadera** (trocánter menor)	• **Zarandeo de piernas** (página 90) • **Estiramiento de cadera con giro de rodilla** (página • **Arco lateral de espalda** (página 119) • **Elevación de pierna en medio loto invertido** (página 127) • **Elevación de pierna de rodilla o mano a glúteo hacia atrás** (página 128) • **Elevación de pierna en vaivén hacia atrás** (página • **Elevación de pierna hacia atrás erguido** (página 12 • **Cobras de rodillas, en taburete, erguida** e **íntima** (páginas 131-133, 135) • **Estiramientos en tijera lateral** y **cruzada** (página 12 • **Posiciones lateral** y **decúbito prono** (páginas 110, 1 • **La carretilla** (página 134) • **Presión de rodilla a pantorrilla** (página 135)
ILÍACO	**Piernas** temas 6 y 7	**O:** parte delantera de los huesos ilíacos **I:** junto con el psoas mayor	**Flexiona el muslo hacia el abdomen**	como para el PSOAS MAYOR (arriba)
ISQUIOTIBIALES: **BÍCEPS FEMORAL SEMITENDINOSO SEMIMEMBRANOSO**	**Piernas** temas 2, 3 y 6	**O:** (bíceps femoral) isquion y parte superior posterior del fémur; (semitendinoso y semimembranoso) isquion **I:** (bíceps femoral) cabeza del peroné; (semitendinoso) superficie interna de la tibia; (semimembranoso) cóndilo interno de la tibia	**Flexiona la rodilla, eleva la parte inferior de la pierna, extiende el muslo hacia atrás**	• **Presión de muslo de pecho a pie** (página 73) • **Mantis religiosa** (página 74) • **Tira y afloja** (página 78) • **Presión con las piernas separadas** (página 80) • **Balanceo de espalda en medio loto** (página 82) • **Presión de muslo en medio loto vertebral** (págin • **Estiramiento de pierna con el pie flexionado** (página 84) • **Estiramiento de pierna vertebral** (página 84) • **El arado** (página 91) • **Alzar la cabeza a rodillas rectas** (página 95) • **Flexión de cadera de rodilla a rodilla** (página 118 • **Estiramiento horizontal de pierna cruzada** (págin
RECTO INTERNO	**Piernas** temas 2 y 6	**O:** margen inferior del hueso púbico **I:** superficie interna de la tibia	**Flexiona la rodilla, gira la rodilla hacia dentro, aducción del muslo**	• **Tira y afloja** (página 78) • **Presión con las piernas separadas** (página 80) • **Presión en medio loto** (página 81) • **Balanceo de espalda en medio loto** (página 82) • **El sacacorchos** (pierna doblada) (página 83) • **Zarandeo de piernas** (página 90) • **Prensado de uva** (páginas 111-112) • **Estiramiento de cadera con giro de rodilla** (págin • **Elevación de pierna de rodilla o mano a glúteo hacia atrás** (página 128)

PIERNAS

MÚSCULO	REGIÓN/ TEMA	UNIONES (origen e inserción)	ACCIÓN DEL MÚSCULO	MANIPULACIONES TAILANDESAS BÁSICAS QUE ACTÚAN SOBRE EL MÚSCULO
SARTORIO	Piernas temas 2 y 7	**O:** parte delantera del hueso ilíaco **I:** superficie interna de la parte superior de la tibia	Flexiona el muslo, gira el muslo hacia fuera	• **Presión de pierna doblada** (página 78) • **Estiramientos en tijera lateral** y **cruzada** (páginas 120, 134) • **Elevación de pierna hacia atrás erguido** (página 126) • **Elevación de pierna en medio loto invertido** (página 127) • **Elevación de pierna de rodilla o mano a glúteo hacia atrás** (página 128) • **Elevación de pierna en vaivén hacia atrás** (página 129) • **La carretilla** (página 134)

1. Bíceps femoral
2. Semitendinoso
3. Semimembranoso
4. Gastrocnemio
5. Sóleo
6. Peroneo largo
7. Tibial posterior
8. Psoas mayor
9. Ilíaco
10. Vasto lateral
11. Vasto intermedio
12. Aductores
13. Recto interno
14. Recto femoral
15. Sartorio
16. Vasto medial o interno
17. Tibial anterior

PIERNAS

MÚSCULO	REGIÓN/ TEMA	UNIONES (origen e inserción)	ACCIÓN DEL MÚSCULO	MANIPULACIONES TAILANDESAS BÁSICAS QUE ACTÚAN SOBRE EL MÚSCULO
CUÁDRICEPS: **RECTO FEMORAL VASTO MEDIAL VASTO INTERMEDIO VASTO LATERAL**	**Piernas** temas 2, 3, 6 y 7	(Recto femoral) **O:** espina ilíaca inferior (Vastos) **O:** fémur **I:** ligamento patelar (rótula) a la tibia	**Extiende la pierna por la rodilla, flexiona el muslo por la cadera**	• **Mantis religiosa** (página 74) • **Presión de pierna doblada** (página 78) • **El sacacorchos** (página 83) • **El medio puente** (página 93) • **Presión sobre la cara posterior de la pierna extendida** (página 110) • **Presión de pierna flexionada** (página 110) • **Torsión vertebral de hombro a rodilla opuesta** (página 117) • **Estiramiento de cadera con giro de rodilla** (página 119) • **Arco lateral de espalda** (página 119) • **Tracción de pie** (página 125) • **Presión de pies sobre glúteos** (página 126) • **Elevación de pierna hacia atrás erguido** (página 126) • **Flexión de pierna en medio loto invertido** (página 127) • **Elevación de pierna en medio loto invertido** (página 127) • **Elevación de pierna de rodilla o mano a glúteo hacia atrás** (página 128) • **Elevación de pierna en vaivén hacia atrás** (página 129) • **La carretilla** (página 134) • **Estiramientos en tijera lateral** y **cruzada** (páginas 120, 134) • **Presión de rodilla a pantorrilla** (página 135)
SÓLEO	**Piernas** temas 1, 2, 3, 6 y 7	**O:** parte posterior de la tibia superior y peroné **I:** hueso del talón (calcáneo)	**Extiende el pie hacia atrás**	como para el GASTROCNEMIO (página siguiente) • **Presión de pies hacia atrás y hacia delante** (página 58) • **Flexión de tobillo hacia atrás** (página 59)

1 Bíceps femoral

2 Peroneo largo

PIERNAS

MÚSCULO	REGIÓN/ TEMA	UNIONES (origen e inserción)	ACCIÓN DEL MÚSCULO	MANIPULACIONES TAILANDESAS BÁSICAS QUE ACTÚAN SOBRE EL MÚSCULO
ADUCTORES	**Piernas** temas 2, 3 y 6	**O:** hueso púbico e isquion **I:** margen interno de la parte superior del fémur	**Impulsan las piernas hacia la línea media (aducción)**	• **Presión de pierna en posición árbol** (página 68) • **Presión en medio loto** (página 81) • **Balanceo de espalda en medio loto** (página 82) • **El sacacorchos** (página 83) • **Presión con las piernas separadas** (página 80) • **Zarandeo de piernas** (página 90) • **El arado** (página 91) • **Alzar la cabeza a rodillas cruzadas** (página 95) • **Prensado de uva** (páginas 111-112) • **Estiramiento de cadera con giro de rodilla** (página 119) • **Estiramientos en tijera lateral** y **cruzada** (página 120)
PERONEO LARGO	**Piernas** tema 1	**O:** superficie superior externa del peroné **I:** base del primer metatarso	**Flexiona el pie hacia abajo y lo gira hacia fuera**	• **Presión lateral de pies** (página 56) • **Presión de pies cruzados** (página 57) • **Presión de pies hacia atrás y hacia delante** (página 58)
TIBIAL ANTERIOR	**Piernas** temas 1 y 7	**O:** margen externo de la tibia **I:** base de los huesos del metatarso	**Flexiona el pie hacia arriba por el tobillo y lo gira hacia dentro**	• **Presión de pies y tobillos** (página 56) • **Presión lateral de pies** (página 56) • **Presión de pies cruzados** (página 57) • **Presión de pies hacia atrás y hacia delante** (página 58) • **Estiramiento del arco del pie** (página 62) • **Presión de muslo a pantorrilla** (página 76) • **Presión de talón sobre glúteo** (página 125) • **Presión de muslo y tracción de pie** (página 125) • **Tracción de pie** (página 125) • **Flexión de pierna en medio loto invertido** (página 127)
TIBIAL POSTERIOR	**Piernas** tema 1	**O:** parte posterior de la tibia y superior del peroné **I:** tercer y cuarto metatarsos	**Flexiona el arco del pie, gira el pie hacia dentro y mantiene el arco**	• **Presión lateral de pies** (página 56) • **Presión de pies hacia atrás y hacia delante** (página 58) • **Flexión de tobillo hacia atrás** (página 59)
GASTROCNEMIO	**Piernas** temas 2, 3, 6 y 7	**O:** superficie interna y externa del fémur inferior **I:** hueso del talón (calcáneo), vía tendón de Aquiles	**Extiende el pie hacia abajo y flexiona la pierna por la rodilla**	• **Flexión y estiramiento de pierna** (página 77) • **Presión con las piernas separadas** (página 80) • **Estiramiento horizontal de pierna cruzada** (páginas 80, 118) • **Estiramiento de pierna vertebral** (página 84) • **Balanceo de espalda** (página 90) • **Alzar la cabeza a rodillas rectas** (página 95) • **Presión de rodilla a pantorrilla** (página 135)

PUNTOS FUNDAMENTALES DE ACUPRESIÓN

Los puntos de acupresión o digitopuntura de este libro han sido elegidos cuidadosamente por Maria Mercati porque es posible incluirlos fácilmente en una rutina de masaje tailandés y ejercen unos potentes efectos terapéuticos que transformarán por completo el masaje. Cada punto de acupresión requiere un amasado firme y repetitivo para lograr su efecto.

	SITUACIÓN ANATÓMICA	FUNCIÓN
PIES		
K 1	En la línea central de la planta, a dos tercios del calcáneo.	• **Restaura la consciencia.** • **Calma la mente para disfrutar de un sueño reparador.**
K 3	A medio camino entre el extremo del hueso del tobillo interior y el tendón de Aquiles.	• **Refuerza y trata las vértebras lumbares y las rodillas.** • **Favorece un sueño reparador.**
K 5	A 2 cm, aproximadamente, por debajo del K3.	• **Punto focal del dolor de talón y tobillo.**
K 6	Inmediatamente debajo del hueso del tobillo interior.	• **Trata el dolor en la zona lumbar y el insomnio.**
BL 64	Opuesto al SP 4, en la parte lateral del pie, en el extremo proximal del quinto metatarso.	• **Trata la rigidez y el dolor en cuello y zona lumbar.**
SP 4	En el centro del arco del pie, en el extremo proximal del primer metatarso.	• **Regula las funciones del bazo y el estómago.**
ST 41	En el centro del pliegue de la parte delantera del tobillo.	• **Refuerza el tobillo y trata el dolor en esa zona.** • **Trata el dolor de cabeza frontal.**
LIV 3	En el pliegue entre el primer y el segundo dedo del pie.	• **Calma las emociones, reduce el estrés y trata las migrañas y el síndrome premenstrual.**
GB 40	En el borde anterior inferior del hueso del tobillo exterior.	• **Refuerza el tobillo y trata el dolor en la zona.**
PARTE DELANTERA Y LATERAL DE LA PIERNA		
SP 9	Deslizamiento por el borde interno de la tibia hasta la rodilla, donde el hueso se ensancha –opuesto a GB 34.	• **Previene y reduce la hinchazón de piernas.** • **Aliviar el dolor local y de rodillas.**
SP 6	Bajo el borde interno de la tibia, a unos 7 cm por encima del hueso del tobillo interior. **Contraindicado en caso de embarazo.**	• **Mejora la digestión.** • **Previene y reduce la hinchazón de piernas.** • **Regula la menstruación.**
ST 36	A unos 7 cm (cuatro dedos de anchura) por debajo del ojo lateral de la rodilla y a 2 cm de la cresta de la tibia.	• **Estimula el sistema inmunológico y favorece la salud y la longevidad.** • **Regula la hipertensión.** • **Favorece la digestión y alivia las molestias gastrointestina**
GB 34	En una depresión, justo delante y por debajo de la cabeza del peroné.	• **Relaja los tendones de todo el cuerpo.** • **Trata los espasmos musculares en las piernas.**
ST 31	En el muslo, en una línea que va desde el lateral de la rótula hasta la cresta ilíaca, a nivel con el hueso púbico.	• **Trata el dolor en la articulación de la cadera.** • **Trata el dolor de la zona lumbar y de piernas en el múscul recto femoral.**

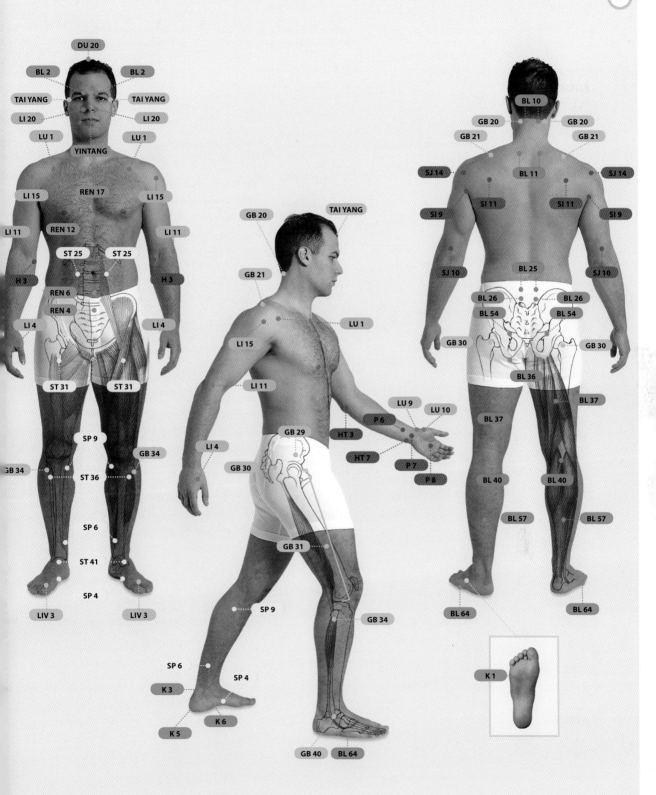

PUNTOS FUNDAMENTALES DE ACUPRESIÓN

	SITUACIÓN ANATÓMICA	FUNCIÓN
ABDOMEN		
REN 12	En la línea central, entre el ombligo y el extremo del esternón.	• **Refuerza el estómago y mejora la digestión** (página 98).
REN 4	Aproximadamente a 5 cm (tres dedos de ancho) por encima del centro del hueso púbico.	• **Refuerza los riñones y mejora la vitalidad y la fertilidad.** • **Regula la menstruación.**
REN 6	A 3 cm (dos dedos de ancho) por debajo del ombligo.	• **Revitaliza el cuerpo.**
ST 25	Aproximadamente a 5 cm (tres dedos de ancho) a un lado del ombligo.	• **Mejora la función de los intestinos.** • **Trata el dolor abdominal y la hinchazón.**
TÓRAX		
LU 1	Bajo el extremo lateral de la clavícula, entre la primera y la segunda costilla.	• **Refuerza los pulmones, con lo que se previenen los resfriad** **alivia la tos, el dolor de garganta y el asma.**
REN 17	En la línea central del esternón, a nivel con los pezones.	• **Favorece la circulación sanguínea en el corazón.** • **Alivia la congestión de pecho y aporta una sensación de cal**
MANO		
LI 4	En la zona carnosa en V que se encuentra entre el pulgar y el índice. **Contraindicado en caso de embarazo.**	• **Refuerza el sistema inmunológico. Alivia el dolor en cualqui** **parte del cuerpo. Alivia el dolor de cabeza y de muelas, así c** **las secreciones nasales y la congestión nasal.**
P 6	A unos 5 cm (tres dedos de ancho) por encima de la línea del interior de la muñeca, en la línea central entre los dos tendones.	• **Alivia las náuseas y el mareo.** • **Punto importante para prevenir problemas cardiovascular**
P 7	En el centro de la línea del interior de la muñeca.	• **Trata el dolor del túnel carpiano y las palpitaciones. Calman**
P 8	Donde el dedo corazón toca la palma de la mano.	• **Restaura el equilibrio espiritual y emocional.**
HT 7	Junto a P 7, en el lateral del dedo meñique.	• **Trastornos del sueño provocados por problemas emocional**
LU 9	Junto a P 7, en el lateral del pulgar.	• **Refuerza las energías de los pulmones para prevenir resfria**
LU 10	En el centro de la almohadilla carnosa situada en la base del pulgar.	• **Alivia la artritis en la articulación del pulgar.** • **Calma el dolor de garganta.**
CODO		
HT 3	En el centro del extremo del pliegue del codo.	• **Alivia el «codo de golfista» y favorece la función cardíaca.**
LI 11	En el extremo externo del pliegue del codo.	• **Alivia el dolor del «codo de tenista» y reduce la hipertensió**
SJ 10	En una depresión, aproximadamente a dos dedos de ancho por encima de la base del húmero.	• **Trata el dolor muscular en codo y tríceps.**
HOMBRO/BRAZO		
LI 15	En el deltoides anterior, a dos dedos de ancho por debajo de la parte delantera de la esquina del acromion.	• **Estimula el flujo de energía en el hombro, zona en la que** **mejora la movilidad y alivia el dolor.**
SJ 14	En el deltoides posterior, a unos dos dedos de ancho por debajo de la esquina del acromion.	
SI 9	A unos 2 cm por encima de la parte posterior de la axila.	
SI 11	En el centro de la escápula, en el infraespinoso.	

SITUACIÓN ANATÓMICA	FUNCIÓN

ROSTRO Y CABEZA

YINTANG	Entre las cejas.	• **Calma la mente y favorece un sueño reparador.**
DU 20	En el centro de la parte superior de la cabeza, a nivel con la parte superior de las orejas.	• **Relaja la mente y mejora la memoria.** • **Alivia el dolor de cabeza.**
BL 2	En los extremos interiores de las cejas.	• **Mejora la salud ocular, trata los dolores de cabeza y despeja los senos nasales.**
TAI YANG	En la depresión de las sienes.	• **Calma la agitación para favorecer el sueño, trata los dolores de cabeza y alivia la tensión ocular.**
LI 20	A los lados de las fosas nasales.	• **Despeja los conductos nasales y mejora su secreción.**

CADERA EN POSICIÓN SENTADA

GB 30	A un tercio de la distancia, siguiendo una línea desde el borde exterior de la cadera hasta el coxis.	• **Mejora el flujo de energía de la cadera, y con ello la ciática y el dolor en la zona, los glúteos y las piernas.**
GB 29	A un lado, a medio camino entre la parte delantera superior de la cresta ilíaca y el hueso de la cadera.	• **Trata el dolor a los lados de las caderas y las piernas.**
GB 31	En el lateral del muslo, a menos de la mitad desde el pliegue de la rodilla hasta el hueso de la cadera.	• **Trata el dolor a los lados de las piernas y la ciática.** • **Calma el picor.**

ESPALDA Y PIERNAS

BL 11 ↓ **BL 26**	Puntos de la vejiga desde las vértebras cervical 7 (C 7) a lumbar 5 (L 5), situados a dos dedos de ancho desde el centro de la columna.	• **Cada punto representa uno de los grandes órganos y debe ser presionado para equilibrar todos los procesos vitales.**
BL 25 **BL 26**	A nivel con el extremo de los procesos espinosos de las vértebras lumbares 4 y 5.	• **Mantiene la salud de la zona lumbar y trata el dolor de espalda y la ciática.**
BL 54	A nivel con el borde inferior del sacro.	
BL 36	En el centro del pliegue por debajo de los glúteos.	• **Trata el dolor en los músculos isquiotibiales, las lumbares y la ciática.**
BL 37	A medio camino entre BL 36 y el pliegue de la rodilla.	
BL 40	En el centro del pliegue de la rodilla.	• **Reduce la rigidez y el dolor en las rodillas y la espalda.**
BL 57	A medio camino entre BL 40 y el tobillo.	• **Alivia el dolor lumbar y del músculo de la pantorrilla.**

CUELLO Y HOMBROS

GB 20	En la parte superior de la nuca, en una depresión, debajo de la base del cráneo.	• **Relaja los tendones del cuello y, así, alivia los dolores de cabeza tensionales y el dolor de cuello. Previene y alivia la hipertensión.**
GB 21	A medio camino entre el centro de la columna y el borde exterior del acromio.	• **Punto de alivio de la tensión frente al dolor y la rigidez en los hombros y el cuello.**
BL 10	A un lado de la línea central situada debajo de la base del cuello.	• **Alivia el dolor en el centro del cuello.**

LA MECÁNICA DEL MASAJE TAILANDÉS

· · · · · · · · · · · ·

*Para crear el efecto fundamental de la presión
necesaria para el trabajo corporal tailandés,
el masajista aplica fuerza. El «masaje
de los tejidos blandos» y la «manipulación»
constituyen las dos técnicas fundamentales
del trabajo corporal tailandés.*

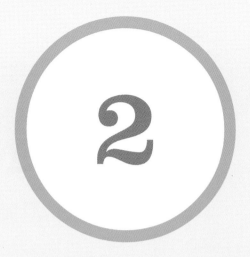

En el masaje de tejidos blandos, se recurre a la presión directa para lograr el efecto deseado. En cuanto a las técnicas manipulativas, la presión sirve para realizar estiramientos y torsiones. El masaje del trabajo corporal tailandés destaca por la variedad de posiciones que adopta el receptor; el masajista, a su vez, también tiene que variar sus posturas.

Muchas de las manipulaciones del trabajo corporal tailandés implican hacer palanca con fuerza, algo que beneficia al masajista porque le permite conseguir un gran efecto con un pequeño esfuerzo. Además, el receptor también se beneficiará siempre y cuando se tomen las precauciones necesarias para evitar los sobreestiramientos, que podrían producirse si las manipulaciones se realizan con excesiva rapidez.

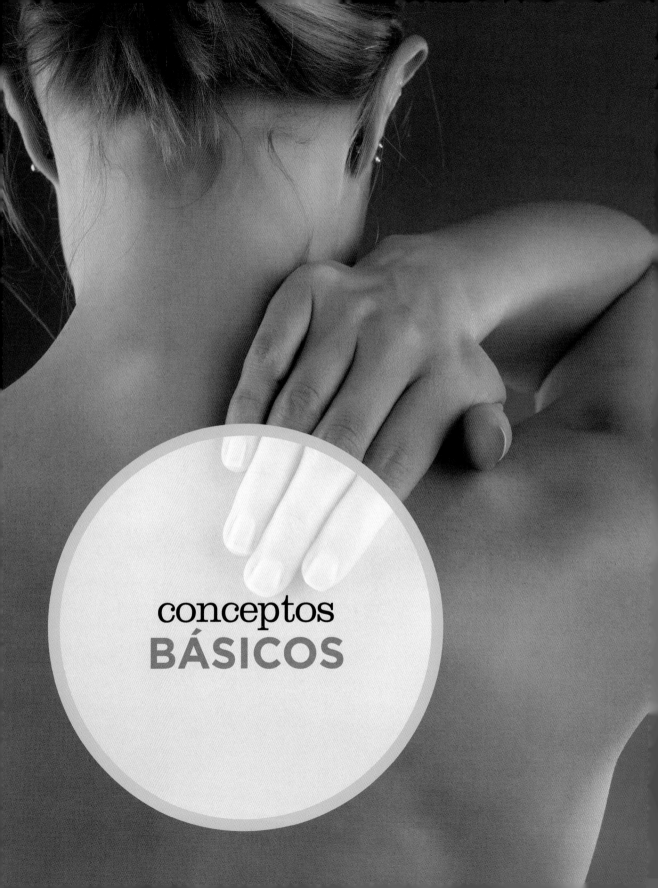

conceptos
BÁSICOS

TÉCNICAS DE PRESIÓN DE LOS TEJIDOS BLANDOS

La presión es la base de todas las técnicas de masaje de los tejidos blandos. La aplicación experta de la presión puede influir a diferentes niveles dentro de los tejidos y mejora el flujo de energía. La aplicación de una fuerza a través de una superficie más extensa del cuerpo, como la palma de la mano o la planta del pie, crea una presión que se dispersa y no penetra con tanta profundidad. Si se aplica la misma fuerza con el pulgar o la punta del codo para abarcar una zona pequeña, la presión será mucho más localizada y penetrante. Para todas las técnicas de presión, empiece siempre de manera suave y vaya incrementando la intensidad. A algunas personas les resulta muy dolorosa la presión profunda.

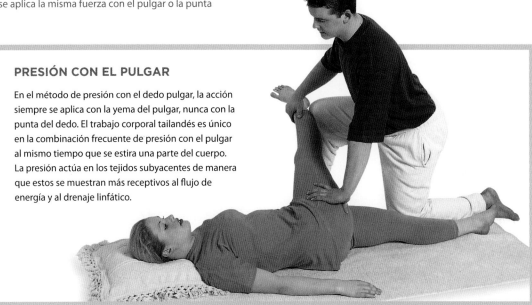

PRESIÓN CON EL PULGAR

En el método de presión con el dedo pulgar, la acción siempre se aplica con la yema del pulgar, nunca con la punta del dedo. El trabajo corporal tailandés es único en la combinación frecuente de presión con el pulgar al mismo tiempo que se estira una parte del cuerpo. La presión actúa en los tejidos subyacentes de manera que estos se muestran más receptivos al flujo de energía y al drenaje linfático.

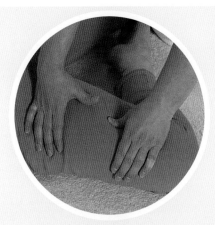

PROGRESIÓN CON LOS PULGARES

Es un método que estimula los canales de energía (*véase* página 12). El movimiento puede ser en ambas direcciones siguiendo esos canales. Los pulgares se colocan de manera que las puntas casi llegan a tocarse, y se va presionando de manera alternativa a medida que avanzan por los canales de energía. Si el movimiento es hacia la izquierda, el pulgar izquierdo se eleva y se desplaza entre dos y tres centímetros a la izquierda, y se aplica la presión. A continuación, el pulgar derecho se une al izquierdo y presiona.

Esta secuencia se repite una y otra vez, de manera que se aplica presión alterna en toda la longitud de los canales de energía. La progresión con los pulgares también se puede realizar de izquierda a derecha.

PRESIÓN CON LAS PALMAS DE LAS MANOS

La superficie palmar de la mano se utiliza para aplicar una presión intensa sobre zonas más grandes del cuerpo que las que permiten los pulgares. La presión se puede aplicar y sostener sin movimiento, durante unos segundos o hasta varios minutos. La presión palmar se utiliza también para crear una acción de vaivén o balanceo, que se logra con presiones breves. El peso del tronco superior del cuerpo sobre los brazos se emplea para generar una presión fuerte y sostenida. Para lograr el efecto deseado sin cansarse, los brazos se mantienen rectos. Existen tres maneras de presionar con la superficie palmar: con una mano, con las dos manos y en mariposa.

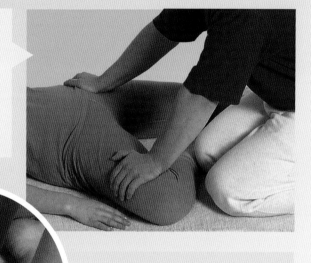

PRESIÓN CON UNA PALMA
En general, el énfasis recae en los nudillos de la mano. Esta técnica se emplea para aplicar una presión firme sobre las grandes masas de tejidos blandos del cuerpo: por ejemplo, la espalda, los glúteos y los muslos.

ADVERTENCIA
Para todas las técnicas de presión, empiece con una presión suave y vaya aumentado de manera progresiva.

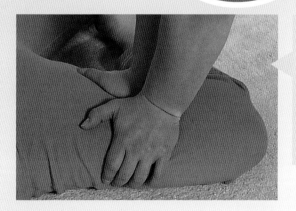

PRESIÓN CON LAS DOS PALMAS
Aquí, la concentración de la presión se logra colocando una mano encima de la otra.

PRESIÓN CON LAS PALMAS EN MARIPOSA
Este método consiste en presionar simultáneamente con las dos manos, con el talón de las palmas tocándose. La fuerza se extiende sobre una zona del cuerpo más amplia.

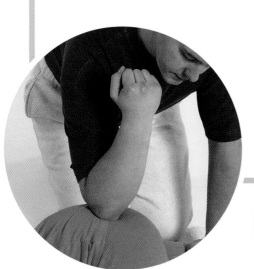

PRESIÓN CON EL CODO

La presión con la punta del codo permite al masajista aplicar una presión más profunda que con la mano. Se emplea en los muslos, los glúteos y la parte superior de los hombros, donde los músculos son más densos. Si la punta del codo provoca demasiado dolor, la parte superior del antebrazo permitirá dispersar la fuerza y reducir la presión.

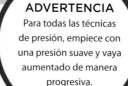

ADVERTENCIA
Para todas las técnicas de presión, empiece con una presión suave y vaya aumentado de manera progresiva.

PRESIÓN CON LA RODILLA

Se emplea principalmente en la parte posterior de las piernas y en los glúteos. Permite liberar las manos para controlar los estiramientos al mismo tiempo que se ejerce una presión profunda.

PRESIÓN CON EL PIE

El pie tiene la forma ideal para aplicar presión en zonas extensas del cuerpo. En las partes con curvas muy marcadas, como los muslos, se utiliza el arco del pie. Para los glúteos y zonas musculares similares, el talón o la parte delantera de la planta sirven para ejercer una presión intensa y penetrante. Para algunas manipulaciones, se traccionan las partes del cuerpo implicadas contra el pie a fin de lograr un estiramiento intenso.

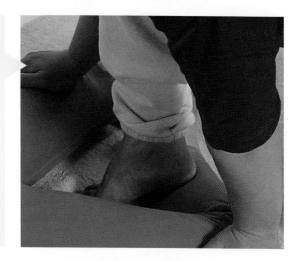

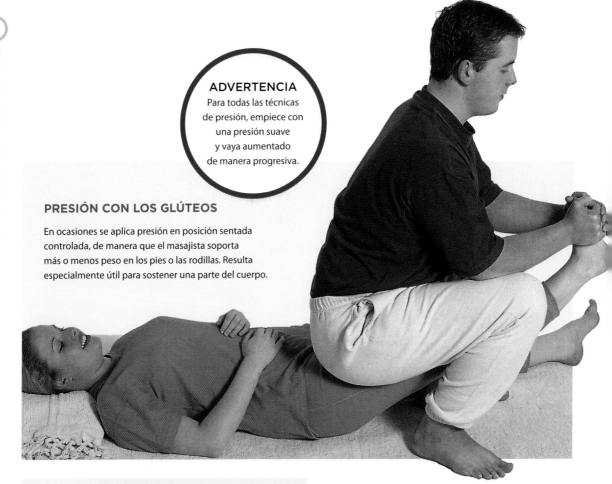

ADVERTENCIA

Para todas las técnicas
de presión, empiece con
una presión suave
y vaya aumentado
de manera progresiva.

PRESIÓN CON LOS GLÚTEOS

En ocasiones se aplica presión en posición sentada
controlada, de manera que el masajista soporta
más o menos peso en los pies o las rodillas. Resulta
especialmente útil para sostener una parte del cuerpo.

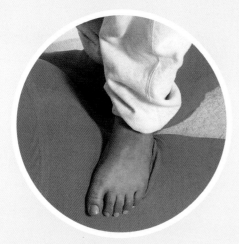

PRESIÓN DE PIE

La presión con el pie desde una posición erguida puede
resultar extremadamente penetrante; conviene aplicarla
con mucho cuidado. Se emplea en la espalda, los glúteos,
las piernas y los pies.

LOS BENEFICIOS DE LA PRESIÓN

Los receptores sensoriales de la piel que
perciben la presión producen sensaciones
placenteras cuando se someten a una
presión sostenida y a gran escala. El exceso
de presión, no obstante, provoca malestar
o dolor. La presión concentrada en los
canales energéticos estimula el flujo de
energía, y la presión profunda en los tejidos
favorece la liberación de adherencias en el
tejido conjuntivo (miofascia) que rodea los
músculos. El flujo sanguíneo en los capilares
superficiales y el drenaje linfático también se
ven favorecidos por cualquier tipo de presión.

TÉCNICAS DE MANIPULACIÓN

La manipulación es el movimiento controlado de una o más partes partes del cuerpo para lograr efectos específicos, como estiramientos y torsiones. Siempre implica una acción de palanca. El masajista debe contar con una gran sensibilidad hacia su eficacia, que puede dar como resultado estiramientos y torsiones con muy poco esfuerzo. La falta de esa sensibilidad podría derivar en lesiones. Para evitar tensiones en la espalda provocadas por levantarse y moverse de manera incorrecta, el masajista también debe prestar atención constante a su propia postura y a la posición en relación con la persona que recibe el masaje.

BENEFICIOS DE LAS MANIPULACIONES

Las manipulaciones tailandesas se basan en la teoría de que para ser efectivas siempre deben llevar el movimiento un poco más lejos de lo que el receptor sería capaz por sí solo sin ayuda. Un buen masajista tailandés siempre sabe exactamente hasta dónde puede llevar un movimiento sin provocar dolor o lesiones. El trabajo corporal tailandés regular desarrolla progresivamente un grado de flexibilidad y movilidad en el cuerpo que sorprende a muchos receptores.

Con las manipulaciones tailandesas se produce una compleja interacción entre el masajista y el receptor. De ese modo se logra llegar a ciertas partes del cuerpo que otras formas de masaje pasan por alto.

ESTIRAMIENTO

El estiramiento de pierna vertical es una manipulación que implica una acción de palanca intensa. Un masajista negligente o insensible podría estirar en exceso los isquiotibiales, los glúteos e incluso los músculos de la zona lumbar. Observe siempre la expresión del rostro del receptor, que reaccionará al instante a la más mínima señal de sobreestiramiento.

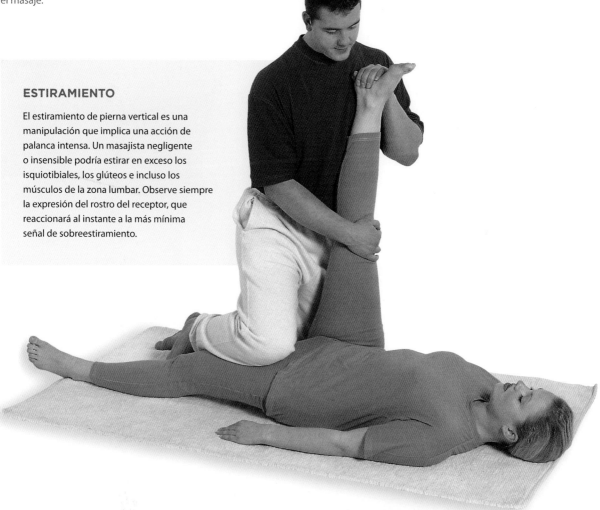

PREPARACIÓN PARA LA MANIPULACIÓN

Durante el trabajo corporal tailandés se manipulan todas las partes del cuerpo. Las manipulaciones se realizan estirando, empujando, levantando, sacudiendo y girando. Los resultados finales de esas manipulaciones son el estiramiento y la rotación.

Las manipulaciones tailandesas son tan maravillosas que el terapeuta puede sentirse tentado a hacer hincapié en ellas a expensas de las técnicas de presión. Se trata de un grave error. Las presiones en los tejidos blandos preparan fisiológicamente al receptor para lograr el máximo beneficio de las manipulaciones que las siguen. Las técnicas de presión son las más efectivas en el tratamiento del dolor y para estimular el flujo de energía en las *sen*/los meridianos.

ELEVACIÓN

La mayoría de las manipulaciones implican una elevación, que consiste en tirar contra el peso del receptor. Una elevación es una manipulación simple en la que la parte del cuerpo implicada se eleva contra la fuerza de la gravedad. No hay empuje.

SACUDIDA

Esta técnica se realiza en las extremidades, y siempre implica un movimiento ascendente y descendente. Al tirar ligeramente se crea una tracción que hace que la sacudida resulte todavía más eficaz.

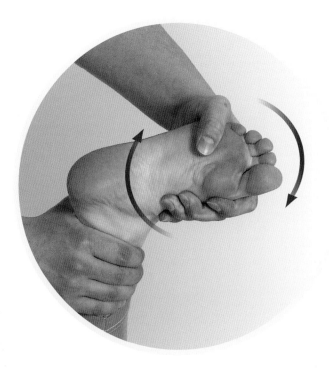

ROTACIÓN

Es un movimiento de 360° de articulaciones como las muñecas, los tobillos, los hombros, las caderas y el cuello. Es el resultado de alternar técnicas de empuje y tracción. Incluso las articulaciones afectadas por la osteoartritis pueden recuperar la movilidad normal mediante la rotación regular.

TRACCIÓN Y EMPUJE

Cada vez que se tira de una parte del cuerpo, es preciso mantenerla sujeta en su otro extremo. En ocasiones, el peso del cuerpo del receptor realiza esa tarea. No obstante, las tracciones más intensas requieren un empuje opuesto. Los terapeutas de masaje tailandés utilizan los pies para lograrlo. Las tracciones sostenidas más potentes se logran cuando se emplea el peso del cuerpo del masajista para generar el esfuerzo. Inclinarse en sentido contrario al receptor crea ese efecto.

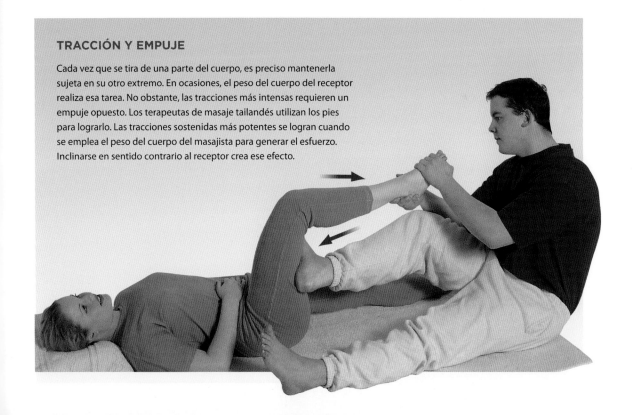

PROGRAMA DEL TRABAJO CORPORAL TAILANDÉS

En Tailandia existen numerosas y sutiles variaciones tanto en las técnicas como en la secuencia del masaje. La serie que mostramos en las siguientes páginas presenta un programa corporal completo y único creado por Maria Mercati y basado en una síntesis de técnicas del norte y el sur de Tailandia.

Cada paso se acompaña con su correspondiente fotografía. Algunas imágenes contienen flechas o puntos de colores para mostrar con exactitud dónde se debe aplicar la presión y qué puntos de acupresión debemos trabajar. Los beneficios terapéuticos y los músculos fundamentales de cada masaje se indican de manera destacada. También se advierte de las técnicas que requieren especial cuidado, pero hay que insistir en que el masaje tailandés no resulta recomendable durante el embarazo.

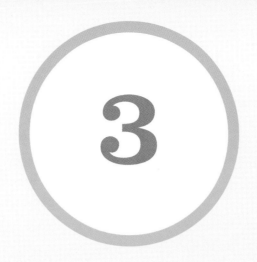

RUTINA DE MASAJE TAILANDÉS

TEMA	POSICIÓN DEL RECEPTOR	PARTES DEL CUERPO MASAJEADAS
UNO	Supina (tumbado de espaldas)	• Ambos pies simultáneamente • Cada pie individualmente
DOS	Supina	• Ambos pies y piernas simultáneamente • Pierna izquierda • Pierna derecha
TRES	Supina	• Ambas piernas simultáneamente y espalda
CUATRO	Supina	• Abdomen • Tórax
CINCO	Supina	• Brazos y manos individualmente • Rostro, cuello, hombros y cabeza
SEIS	Tumbado del lado derecho o izquierdo	• Repetición de todas las partes del cuerpo a las que se puede llegar en la posición de lado. (Nota: el lado izquierdo es una imagen reflejada del derecho).
SIETE	Prona (tumbado boca abajo)	• Piernas • Espalda • Brazos
OCHO	Sentado	• Hombros y cuello • Rostro • Cabeza

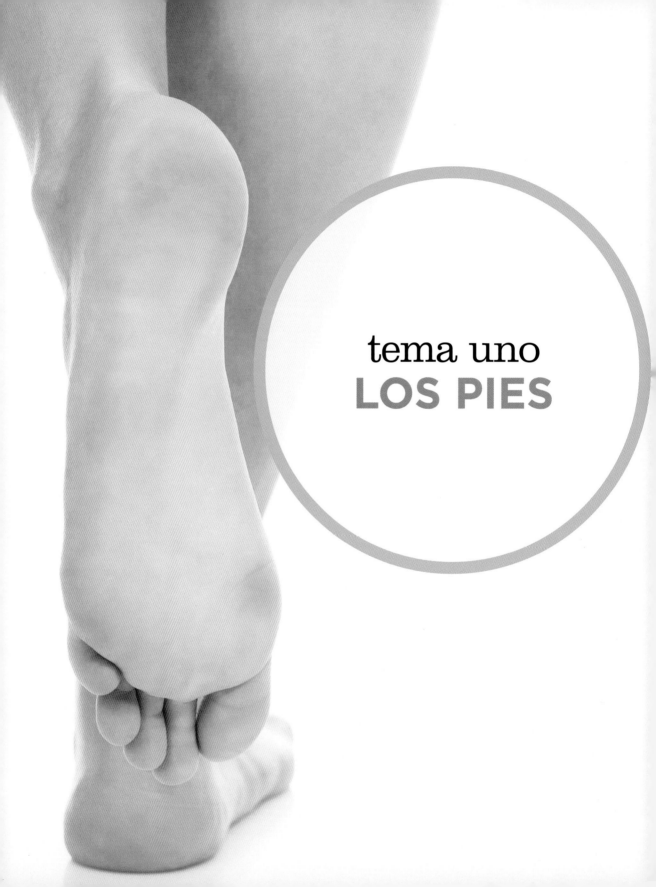

tema uno
LOS PIES

El masaje comienza aquí. Dado que se trata del primer contacto físico entre el masajista y el receptor, es preciso preparar bien el ambiente y la situación (*véanse* páginas 16-17). Para recibir el masaje, el receptor debe tumbarse cómodamente en posición supina (tumbado de espaldas), con los brazos relajados a los lados del cuerpo y las piernas separadas. El objetivo de este tema consiste en estimular el flujo de energía a través de los pies para que llegue a todo el cuerpo. En las páginas 42-51 encontrará las técnicas básicas de presión y manipulación.

SEN/MERIDIANOS DE LOS PIES

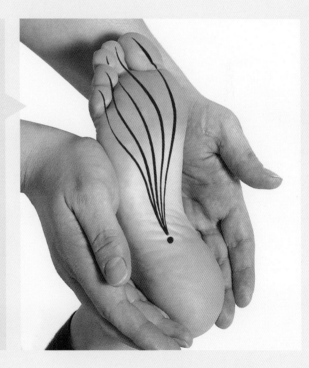

Las cinco líneas *sen* tailandesas de las plantas de los pies comienzan en un punto situado en el extremo delantero de la eminencia del talón, en la línea central. Se extienden desde ese punto hasta los dedos. K 1 en el meridiano del riñón se encuentra a medio camino de la línea *sen* central.

Presione con el pulgar desde el punto central del talón hacia cada dedo, trabajando en los dos pies simultáneamente. Presione las líneas *sen* tantas veces como la fuerza de su pulgar se lo permita. Los pies resisten el peso de todo el cuerpo, además de moverse para caminar y correr; por tanto, requieren flexibilidad y fuerza. El trabajo con las técnicas de este tema ayudará al receptor a mantener la flexibilidad de los pies y a evitar lesiones.

Estas son las cinco sen *de la planta del pie. La presión meticulosa de estas líneas se considera un preludio fundamental hacia el equilibrio total de energía.*

MASAJEAR AMBOS PIES

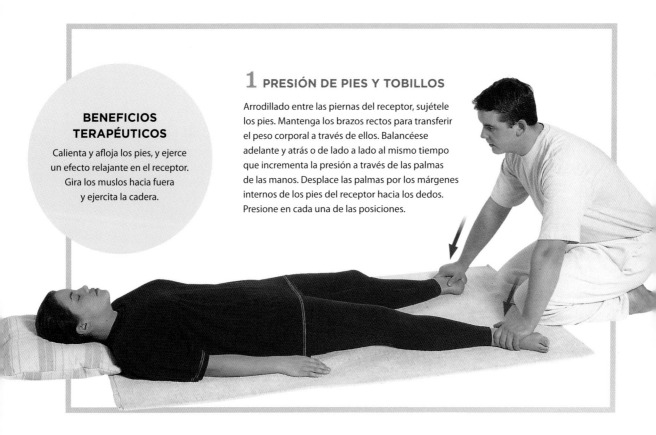

1 PRESIÓN DE PIES Y TOBILLOS

Arrodillado entre las piernas del receptor, sujétele los pies. Mantenga los brazos rectos para transferir el peso corporal a través de ellos. Balancéese adelante y atrás o de lado a lado al mismo tiempo que incrementa la presión a través de las palmas de las manos. Desplace las palmas por los márgenes internos de los pies del receptor hacia los dedos. Presione en cada una de las posiciones.

BENEFICIOS TERAPÉUTICOS

Calienta y afloja los pies, y ejerce un efecto relajante en el receptor. Gira los muslos hacia fuera y ejercita la cadera.

2 PRESIÓN LATERAL DE LOS PIES

Presione los pies del receptor hacia fuera, hasta donde sean capaces de estirarse, y manténgalos en esa posición unos segundos. Suelte los pies, coloque las manos en la parte superior de los pies y presiónelos hacia dentro (como se muestra en la imagen). Repita la secuencia una o dos veces.

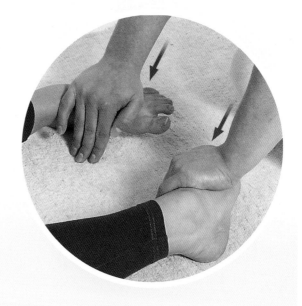

BENEFICIOS TERAPÉUTICOS

Mejora la flexibilidad de los tobillos.

3 PRESIÓN DE PIES CRUZADOS

Junte los pies del receptor de manera que se crucen uno encima del otro. Aplique una presión suave y sostenida, cambie la posición de los pies y repita.

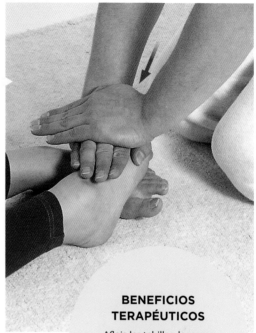

MÚSCULOS ESTIRADOS Y PRESIONADOS

1 Presión de pies y tobillos
Estirado: TIBIAL ANTERIOR (hacia fuera)

2 Presión lateral de los pies
Estirados: TIBIAL ANTERIOR (hacia fuera), TIBIAL POSTERIOR (hacia dentro), PERONEO LARGO (hacia dentro)

3 Presión de pies cruzados
Estirados: PERONEO LARGO, TIBIAL POSTERIOR

BENEFICIOS TERAPÉUTICOS

Afloja los tobillos, los arcos y los dedos, incrementando así la flexibilidad de las articulaciones de los tarsos y los metatarsos.

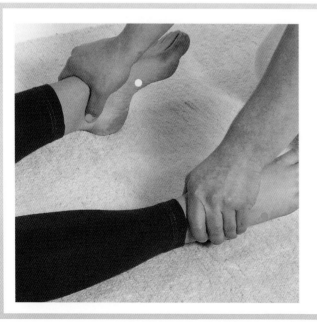

4 APRETAR LOS PIES

Sujete los tobillos del receptor presionando K 3 y apriete de manera firme y progresiva hacia los dedos. Presione SP 4 y BL 64 a medida que avanza. Repita varias veces.

BENEFICIOS TERAPÉUTICOS

Estimula las *sen*/los meridianos interiores y exteriores del pie.

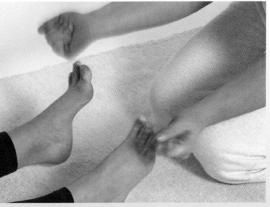

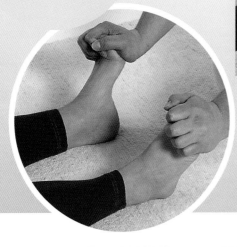

BENEFICIOS TERAPÉUTICOS

Produce una agradable sensación de relax.

5 SACUDIR LOS DEDOS DE LOS PIES

Coloque la parte carnosa de las palmas de las manos debajo de los dedos de los pies del receptor y cierre las manos cubriendo los dedos. Deslice las manos hasta las puntas y sacuda los dedos hacia arriba. Repita la técnica 1.

6 PRESIÓN DE PIES HACIA ATRÁS Y HACIA DELANTE

Coloque los pulpejos de las manos bajo los dedos de los pies del receptor y empuje con firmeza hacia la cabeza. A continuación, con las palmas sobre los dedos de los pies, presione hacia abajo.

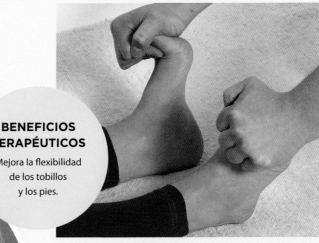

BENEFICIOS TERAPÉUTICOS

Mejora la flexibilidad de los tobillos y los pies.

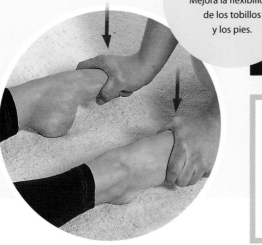

MÚSCULOS ESTIRADOS Y PRESIONADOS

Presión de pies hacia atrás y hacia delante
Estirados: PERONEO LARGO (hacia arriba), TIBIAL POSTERIOR (hacia arriba), SÓLEO (hacia arriba), TIBIAL ANTERIOR (hacia abajo)

7 PUNTOS DE PRESIÓN EN TOBILLOS Y PIES

Presione intensamente con los pulgares en los puntos del tobillo K 3, K 5 y K 6, marcados en la imagen con puntos. Presione con los pulgares la parte inferior de los talones, y a continuación las líneas de energía (*véase* página 55) hasta los dedos de los pies.

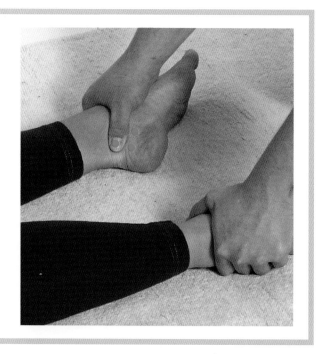

BENEFICIOS TERAPÉUTICOS

K 3, K 5 y K 6 mantienen la salud de la espalda y las rodillas.

MASAJEAR CADA PIE INDIVIDUALMENTE

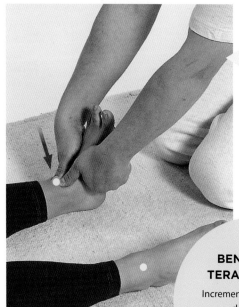

1 FLEXIÓN DE TOBILLO HACIA ATRÁS

Sujete el pie del receptor con ambas manos y presione con los pulgares en el centro del pliegue delantero del tobillo a fin de presionar ST 41. A continuación, inclínese hacia delante para presionar el pie hacia arriba contra esa presión.

MÚSCULOS ESTIRADOS Y PRESIONADOS

Flexión de tobillo hacia atrás
Estirados: PERONEO LARGO (hacia arriba), TIBIAL POSTERIOR (hacia arriba), SÓLEO

BENEFICIOS TERAPÉUTICOS

Incrementa la flexibilidad del tobillo.

ST 41 despeja la cabeza y alivia los dolores de cabeza.

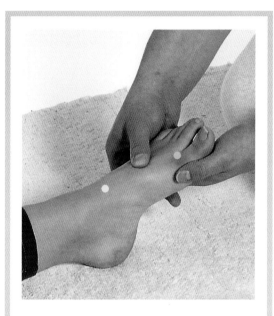

**BENEFICIOS
TERAPÉUTICOS**

Afloja las articulaciones
de los dedos e incrementa
la circulación sanguínea.

3 TIRAR DE CADA DEDO DE LOS PIES Y HACERLOS CRUJIR

Sujete los dedos del receptor uno por uno, inclínese hacia atrás y tire con fuerza. Durante el ejercicio de esta técnica debe escucharse un crujido.

2 PRESIÓN DE LOS TENDONES DE LA PARTE SUPERIOR DEL PIE

Con movimientos circulares, presione los tendones con el pulgar. Empiece en ST 41 y avance hacia los dedos, trabajando cada tendón individualmente. Masajee el punto LIV 3.

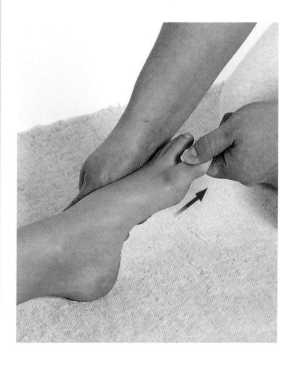

**BENEFICIOS
TERAPÉUTICOS**

Incrementa el flujo sanguíneo
en torno a los tendones, lo que ayuda
a mantener la flexibilidad de los pies.

LIV 3 ejerce un efecto relajante y
despeja los bloqueos de energía
del cuerpo.

4 TORSIÓN DE PIES

Sujete el pie del receptor con una mano y doble
el borde libre del pie hacia arriba y abajo con un
movimiento de giro rápido. Realice este movimiento
dos o tres veces mientras avanza hacia los dedos.
Repita la secuencia en el lado opuesto del pie.

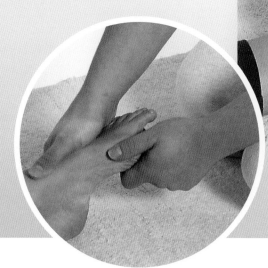

BENEFICIOS TERAPÉUTICOS

Estimula el pie e incrementa
la flexibilidad lateral.

Los músculos intrínsecos del pie
se estiran a fondo durante
los movimientos de torsión.

BENEFICIOS TERAPÉUTICOS

El receptor toma conciencia de
las puntas de los dedos, lo que
resulta estimulante.

Los extremos de las *sen*/los
meridianos se masajean
y se mejora el equilibrio
energético global.

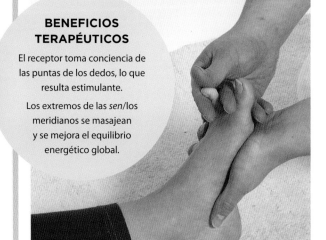

5 MASAJE DE LOS DEDOS DE LOS PIES

Método uno: tracción rápida
Empiece tirando rápidamente de todos los dedos
del pie. Utilice todos los dedos de la mano
simultáneamente y trabaje con movimientos rápidos
a medida que va soltando los dedos de los pies.

Método dos: rotar y apretar
Gire cada dedo del receptor en ambos sentidos.
A continuación, apriete con firmeza hacia la
punta de los dedos y suelte con un movimiento
de deslizamiento.

Método tres: masaje de la punta del dedo
El dedo se sujeta entre dos dedos de la mano, y se
masajea vigorosamente la punta con movimientos
circulares.

BENEFICIOS TERAPÉUTICOS

Mejora la flexibilidad del pie y abre las articulaciones de rodilla y cadera.

6 ESTIRAMIENTO DEL ARCO DEL PIE

Sujete el pie del receptor con los pulgares situados sobre la cara frontal del tobillo. Inclínese hacia atrás al mismo tiempo que presiona con la base de los pulgares para estirar el pie en posición arqueada. Repita el estiramiento: primero, con las manos alrededor del empeine, y después más cerca de los dedos, que estarán arqueados hacia abajo.

MÚSCULOS ESTIRADOS Y PRESIONADOS

6 Estiramiento del arco del pie
Estirados: FLEXORES DEL PIE, TIBIAL ANTERIOR

7 Rotación del pie
Estirados: SÓLEO, EXTENSORES DEL PIE y FLEXORES DEL PIE

7 ROTACIÓN DEL PIE

Apoye la pierna del receptor por encima del tobillo, sujete el pie con firmeza y presione el punto GB 40 mientras lo gira varias veces en ambas direcciones.

BENEFICIOS TERAPÉUTICOS

GB 40 mejora la flexibilidad de los tobillos.

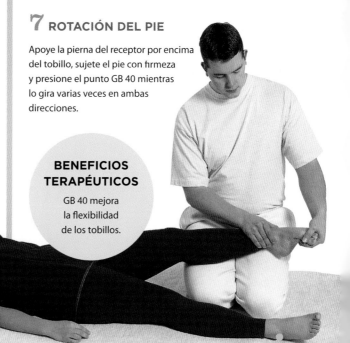

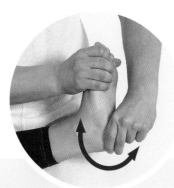

8 ROTACIÓN DEL TALÓN

Sujete el talón del receptor, como se muestra en la imagen, y gírelo al mismo tiempo que lo aprieta.

BENEFICIOS TERAPÉUTICOS

Crea una sensación de solidez y hace vibrar la articulación de la cadera.

10 GOLPEAR EL TALÓN

Estirando los dedos de los pies hacia la cabeza, golpee la parte inferior del talón con el puño cerrado.

Repita las técnicas 1-10 con el otro pie.

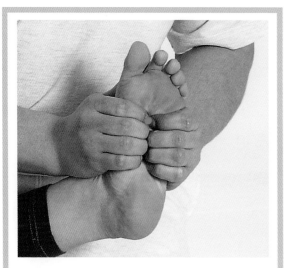

9 PRESIÓN DE LA LÍNEA *SEN* DEL PIE

Sujete el pie del receptor con las dos manos, hunda las puntas de los dedos en la planta del pie y presione con firmeza al mismo tiempo que aprieta en el centro y, luego, en las dos líneas *sen* laterales.
Presione con el pulgar las cinco líneas *sen* (*véase* página 55).
Presione y masajee el punto K 1 al menos 50 veces.

BENEFICIOS TERAPÉUTICOS

Mejora la flexibilidad del pie. El punto K 1 estimula el flujo de energía que aporta bienestar.

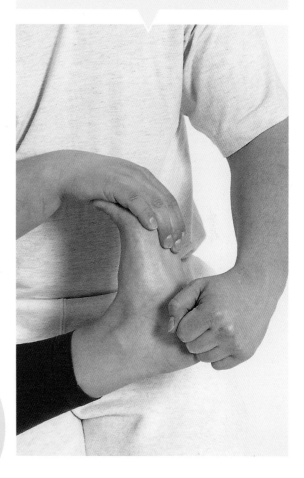

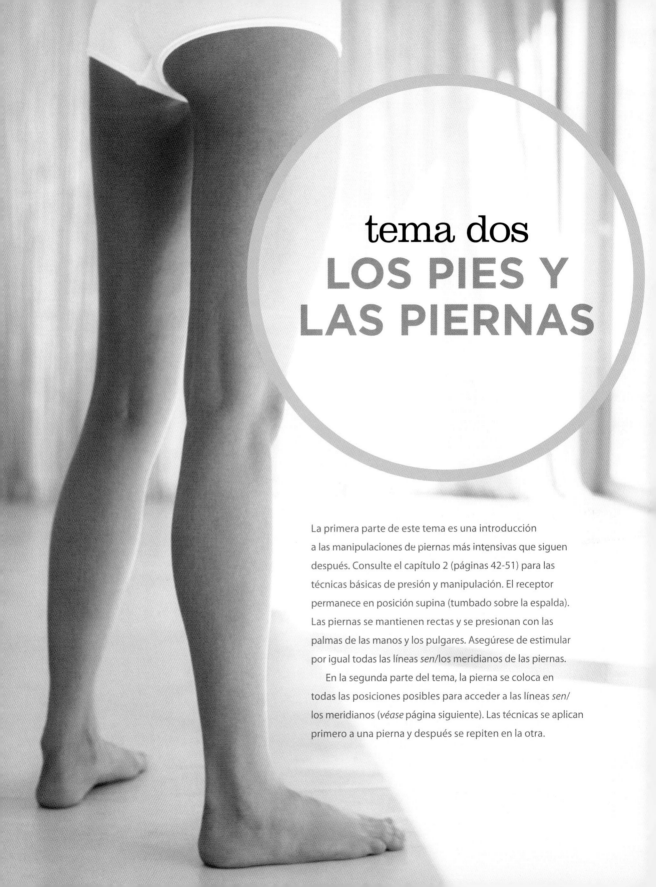

tema dos
LOS PIES Y LAS PIERNAS

La primera parte de este tema es una introducción a las manipulaciones de piernas más intensivas que siguen después. Consulte el capítulo 2 (páginas 42-51) para las técnicas básicas de presión y manipulación. El receptor permanece en posición supina (tumbado sobre la espalda). Las piernas se mantienen rectas y se presionan con las palmas de las manos y los pulgares. Asegúrese de estimular por igual todas las líneas *sen*/los meridianos de las piernas.

En la segunda parte del tema, la pierna se coloca en todas las posiciones posibles para acceder a las líneas *sen*/los meridianos (*véase* página siguiente). Las técnicas se aplican primero a una pierna y después se repiten en la otra.

LAS LÍNEAS *SEN*/LOS MERIDIANOS DE LAS PIERNAS

El equilibrio de energía en las *sen*/los meridianos de la pierna resulta esencial para ese mismo equilibrio en la columna. Durante el trabajo corporal, los masajistas hacen mucho hincapié en las piernas porque la energía que fluye a través de ellas es de vital importancia para la salud de todo el cuerpo. No existe consenso sobre el trayecto exacto de las líneas *sen*, pero los masajistas tailandeses consideran que hay tres líneas en la cara interior de la pierna y tres en la exterior (se corresponden con los meridianos chinos).

SEN DE LA CARA INTERNA/MERIDIANOS YIN

Las líneas *sen*/los meridianos de la cara interna de la pierna se sitúan de la siguiente manera:

Sen **1 Meridiano chino del bazo** Empieza en el centro del dedo gordo del pie, pasa por debajo del tobillo interior y sigue por el borde interior del hueso de la espinilla hasta debajo de la rodilla (SP 9). Continúa por la cara interna del muslo hasta la ingle.

Sen **2 Meridiano chino del hígado** Empieza en el lateral del dedo gordo del pie y discurre por delante del hueso del tobillo interior. Continúa por detrás, aproximadamente paralela a la *sen* 1/meridiano del bazo, hasta media pantorrilla y pasa por la línea media lateral de la rodilla hasta la ingle.

Sen **3 Meridiano chino del riñón** Empieza en la planta del pie (K 1) y discurre entre el tendón de Aquiles y el hueso del tobillo interior (K 3), aproximadamente paralela y por detrás de la *sen* 2/meridiano del hígado. Continúa por la pantorrilla hasta la parte posterior de la rodilla y llega hasta la ingle.

— *Sen* 1
— *Sen* 2
— *Sen* 3

SEN DE LA CARA EXTERNA/MERIDIANOS YANG

Las líneas *sen*/los meridianos de la cara externa de la pierna se sitúan de la siguiente manera:

Sen **1 Meridiano chino del estómago** Discurre desde el lateral del segundo dedo del pie por el centro del tobillo (ST 41) hasta el ojo lateral de la rodilla, paralela a la cresta de la tibia. Llega hasta el muslo, alineada con el borde exterior de la rótula, y acaba en la parte delantera de la cadera (ST 31).

Sen **2 Meridiano chino de la vesícula biliar** Empieza en el lateral del cuarto dedo del pie, pasa por el tobillo exterior (GB 40), sube por el lateral de la pierna a dos centímetros por detrás de la *sen* 1/meridiano del estómago y continúa casi paralela con esta hacia la articulación de la cadera.

Sen **3 Meridiano chino de la vejiga** Empieza en el lateral del quinto dedo del pie, entre el tendón de Aquiles y el hueso del tobillo exterior, y sube por la línea central de la pierna hasta el glúteo (BL 36)

Esta ilustración muestra las tres líneas internas *sen*/meridianos yin y las tres externas/meridianos yang. Parte de la tercera se encuentra bajo la pierna recta y no se aprecia en esta posición.

NOTA: los meridianos chinos yin de la pierna empiezan en los pies y acaban en el tórax. Los meridianos chinos yang de la pierna empiezan en la cabeza y acaban en la punta de los dedos del pie.

CARA INTERNA
DE LA PIERNA

CARA EXTERNA DE LA PIERNA

NOTA: el meridiano del hígado se ha modificado ligeramente para que coincida con la *sen* 2, y discurre por detrás del meridiano del bazo.

PRESIÓN DE PIERNAS

BENEFICIOS TERAPÉUTICOS

Afloja las articulaciones de las caderas y desbloquea los canales energéticos de ambas piernas.

El suave movimiento de balanceo ejerce un agradable efecto relajante.

1 PRESIÓN DE LA CARA INTERNA DE LOS PIES Y LAS PIERNAS

Con las palmas de las manos, presione los pies y los tobillos simultáneamente al mismo tiempo que los balancea hacia fuera, o cada uno de manera alterna de lado a lado. Continúe presionando la cara interna de las piernas hasta la ingle y regrese a los pies. No presione las rodillas; frótelas con las manos ahuecadas utilizando un ligero movimiento circular. Repita varias veces. Mantenga siempre un ritmo para favorecer la relajación.

2 PRESIÓN DE LA CARA INTERNA DE LA PIERNA DERECHA

Método uno: presión con las palmas de las manos
Arrodíllese entre las piernas del receptor, de cara a la pierna derecha. Empiece por encima y por debajo de la rodilla; presione con las palmas de ambas manos subiendo por el muslo y bajando por la pantorrilla. También puede empezar justo por encima del tobillo con las manos juntas e ir presionando la pierna hacia arriba y abajo. Repita presionando con las palmas cada *sen*/meridiano.

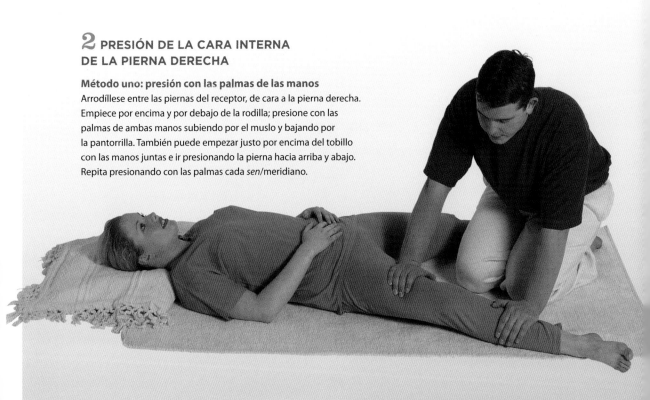

3 PRESIÓN DE LA CARA EXTERNA DE LA PIERNA DERECHA

Colóquese junto a la pierna derecha, por fuera, y repita las secuencias de trabajo con las palmas y los pulgares siguiendo las líneas *sen*/meridianos ST y GB externos. Presione y masajee los puntos ST 36, ST 31, GB 34 y GB 31. Repita los pasos 2 y 3 en la pierna izquierda.

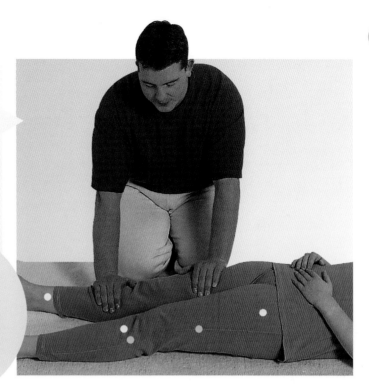

BENEFICIOS TERAPÉUTICOS

Mejora el flujo de energía en los meridianos ST y GB. Alivia el dolor provocado por la ciática.

BENEFICIOS TERAPÉUTICOS

Descarga la miofascia y estimula el flujo de energía en las líneas *sen*/los meridianos SP, K y LIV.

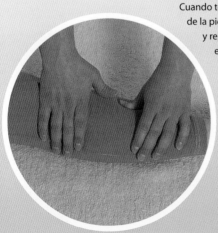

Método dos: presión con los pulgares

Con la técnica de progresión de los pulgares, suba por la línea *sen* 1 (meridiano SP) hasta la rodilla, baje por la línea 2 (meridiano K) hasta el tobillo, suba por la línea 3 (meridiano LIV) hasta la rodilla y baje de nuevo por la línea 2. Repita esta secuencia varias veces. Presione y masajee los puntos K 3, SP 6 y SP 9.

Cuando termine con la parte inferior de la pierna, desplácese hacia arriba y repita la secuencia en los canales energéticos de la parte superior, desde la rodilla hasta la ingle. Acabe presionando la pierna con las palmas una vez más.

MÚSCULOS ESTIRADOS Y PRESIONADOS

1 **Presión de la cara interna de los pies y las piernas**
Estirados: SÓLEO, GASTROCNEMIO, ADUCTORES

2 **Presión de la cara interna de la pierna derecha**
Estirados: SÓLEO, GASTROCNEMIO, ADUCTORES

3 **Presión de la cara externa de la pierna derecha**
Estirados: PERONEO LARGO, GASTROCNEMIO, BÍCEPS FEMORAL, VASTO LATERAL

MASAJE DE LA PIERNA DERECHA

1 PRESIÓN DE PIERNA EN LA POSTURA DEL ÁRBOL

Método uno

Coloque la pierna derecha del receptor en la postura del árbol, con el pie recogido contra la pierna izquierda, que se mantiene recta. Sujete la cadera izquierda con la mano derecha mientras masajea con la palma de la izquierda los canales *sen* internos de la pierna doblada, arriba y abajo, con un ligero movimiento de balanceo. No se precipite, las presiones tienen que ser sostenidas.

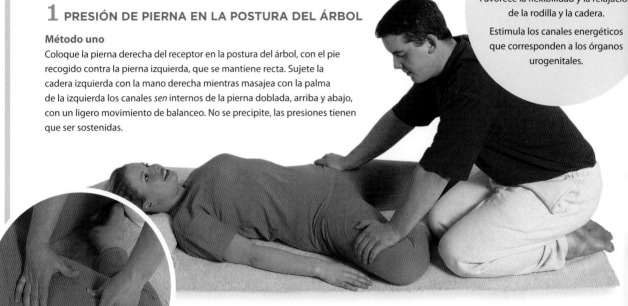

BENEFICIOS TERAPÉUTICOS

Favorece la flexibilidad y la relajació
de la rodilla y la cadera.

Estimula los canales energéticos
que corresponden a los órganos
urogenitales.

Método dos: presión con los pulgares

Pase de las palmas a los pulgares, tal como se describe en la página 45.

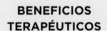

BENEFICIOS TERAPÉUTICOS

Incluso las caderas y las rodillas más rígidas pueden alcanzar un estado de relajación y liberación.

Especialmente útil para las personas que experimentan espasmos y rigidez en los músculos aductores del muslo.

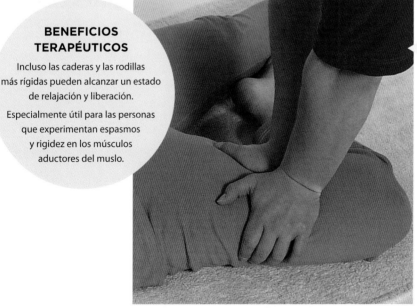

2 PRESIÓN DE PIERNA EN MARIPOSA EN LA POSTURA DEL ÁRBOL

Cambie ligeramente de posición para situarse delante de la rodilla flexionada del receptor. Con ambas manos simultáneamente, presione en mariposa toda la longitud de la pierna flexionada.

MÚSCULOS ESTIRADOS Y PRESIONADOS

1 **Presión de pierna en la postura del árbol**

2 **Presión de pierna en mariposa en la postura del árbol**

3 **Presión con el pie en la pierna en la postura del árbol**

Estirados: ADUCTORES, SARTORIO

Presionados: ADUCTORES, SÓLEO, RECTO INTERNO, SEMIMEMBRANOSO, SEMITENDINOSO, GASTROCNEMIO

BENEFICIOS TERAPÉUTICOS

Los músculos aductores del muslo rígidos y espasmódicos responden bien a los métodos de presión con los pies.

3 PRESIÓN CON EL PIE EN LA PIERNA EN LA POSTURA DEL ÁRBOL

Método uno

De rodillas, realice un de balanceo inclinándose ligeramente sobre el muslo y la rodilla del receptor (lentamente, para hallar la presión necesaria). Utilice el pie derecho para masajear la pierna doblada. Presione con cuidado y de manera profunda todo el muslo con los dedos y el tercio anterior del pie.

Método dos

Con un ligero cambio de posición, presione los músculos de la pantorrilla con el talón. Utilice su peso corporal para lograr una presión controlada. Presione con el talón los puntos SP 6 y SP 9.

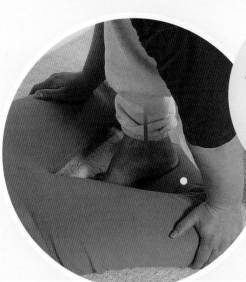

BENEFICIOS TERAPÉUTICOS

Ayuda a relajar los músculos rígidos o espasmódicos de la pantorrilla gracias a la estimulación del flujo sanguíneo y linfático.

Trata las lesiones deportivas del músculo de la pantorrilla.

BENEFICIOS TERAPÉUTICOS
PASOS 4, 5, 6 Y 7

Estas potentes técnicas relajan los isquiotibiales internos, mejoran la movilidad de la rodilla y estimulan las energías de las *sen*/SP, K y LIV.

Algunos tipos de ciática mejoran. Útiles para tratar las lesiones de isquiotibiales producidas por la práctica de deporte.

4 PRENSADO DE UVA INDIVIDUAL

Coloque la planta del pie izquierdo contra el muslo derecho del receptor, justo por detrás y encima de la rodilla. Sujétese con ambos pies e inclínese hacia atrás mientras presiona el muslo hacia la ingle; vuelva atrás, como si estuviese pisando uvas.

5 PRENSADO DE UVA INDIVIDUAL Y DE PARRA RETORCIDA

Sitúe el pie izquierdo detrás de la rodilla del receptor y cruce la pierna izquierda de este sobre su espinilla de manera que los dedos del pie del receptor queden detrás de su rodilla (como si se tratase de una parra retorcida). Sujete el talón del receptor para mantener el pie en su posición mientras coloca el pie derecho bajo el muslo derecho. Presione de manera progresiva con el pie derecho hacia la ingle y vuelva atrás. Mantenga un ritmo constante y lento, y una presión firme. Repita varias veces.

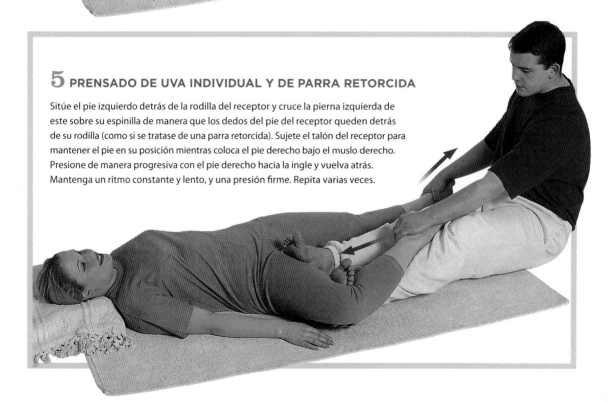

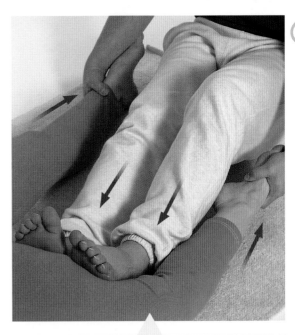

MÚSCULOS ESTIRADOS Y PRESIONADOS

4 Prensado de uva individual
Estirados: ADUCTORES, SARTORIO, RECTO INTERNO
Presionados: ADUCTORES, ISQUIOTIBIALES

5 Prensado de uva individual y de parra retorcida
Estirados: ADUCTORES, SARTORIO, RECTO INTERNO
Presionados: ADUCTORES, ISQUIOTIBIALES

6 Prensado de uva doble
Estirados: ADUCTORES, SARTORIO, RECTO INTERNO
Presionados: ADUCTORES, ISQUIOTIBIALES

7 Prensado y estrujado de uva
Estirados: ADUCTORES DEL MUSLO, SARTORIO, RECTO INTERNO
Presionados: ADUCTORES, ISQUIOTIBIALES

6 PRENSADO DE UVA DOBLE

Libere el pie derecho del receptor de la posición anterior, pero continúe sujetando ambos tobillos. Presione arriba y abajo el muslo derecho; utilice los pies de manera alterna. Repita varias veces.

7 PRENSADO Y ESTRUJADO DE UVA

Coloque el pie derecho sobre la cara interna del muslo del receptor y deslice el pie izquierdo bajo la pierna. Apriete y presione a la vez las caras interna y externa del muslo. Empiece en la rodilla, presionando y apretando hacia arriba, y baje de nuevo hasta la rodilla. Incline el cuerpo hacia atrás con cada presión y apretón.

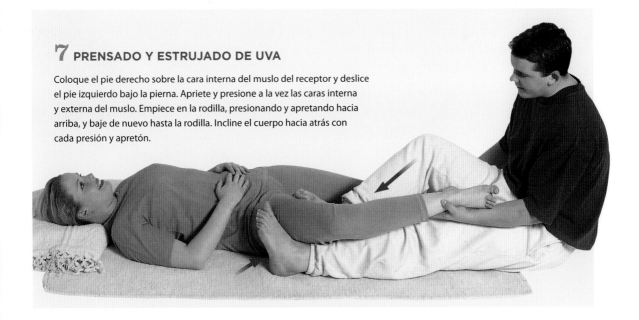

BENEFICIOS TERAPÉUTICOS

Favorece la relajación de las extremidades e incrementa la flexibilidad de caderas y rodillas.

Estimula los canales energéticos.

8 STOP EN Z

Coloque los pies cómodamente detrás de la rodilla del receptor y cruce la parte inferior de la pierna sobre sus dos espinillas. La pierna quedará doblada en un ángulo agudo pronunciado que recuerda a una Z (izquierda). Deslícese un poco hacia delante para sujetar la superficie anterior del muslo del receptor y tire hacia usted. Tire de manera alterna con ambas manos recorriendo toda la extensión del muslo (inferior).

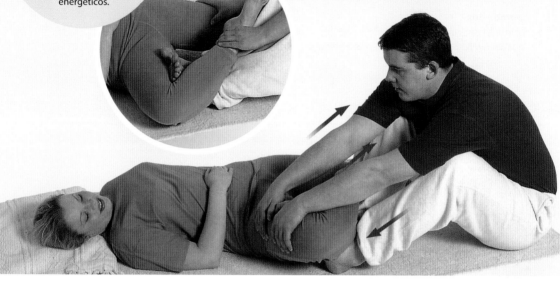

9 TRACCIÓN DE PANTORRILLA

Método uno

Levante la pierna flexionada del receptor y bloquee el pie entre sus rodillas. Coloque las manos detrás de la pantorrilla de manera que los dedos presionen el meridiano de la vejiga, BL 57. Tire hacia usted al mismo tiempo que se balancea ligeramente hacia atrás. Repita en diferentes posiciones a lo largo de la pantorrilla.

Método dos

Coloque la mano izquierda detrás de los músculos de la parte superior de la pantorrilla. Apriételos y arrástrelos hacia su izquierda. Cambie de mano y repita en la dirección opuesta.

BENEFICIOS TERAPÉUTICOS

Estimula el flujo de energía en la línea *sen*/el meridiano de la vejiga, lo que relaja el tejido conjuntivo fibrótico.

Beneficioso para los jugadores de fútbol y rugby.

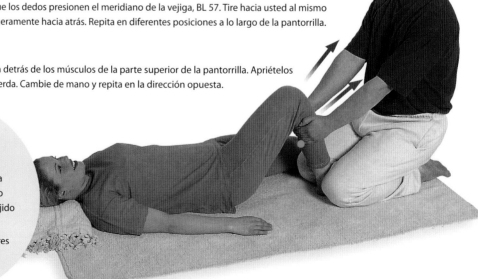

10 PRESIÓN DEL MUSLO SUPERIOR

Método uno

Entrelace los dedos de las manos sobre el muslo del receptor, justo por encima de la rodilla. Apriete con firmeza con los nudillos de las palmas de las manos y recorra toda la longitud de la parte superior de la pierna hasta la ingle. Repita varias veces.

Método dos

Golpee las caras interna y externa de los muslos y las pantorrillas al mismo tiempo. Repita varias veces.

MÚSCULOS ESTIRADOS Y PRESIONADOS

8 Stop en Z
Estirados: CUÁDRICEPS, ADUCTORES
Presionados: ISQUIOTIBIALES, ADUCTORES, CUÁDRICEPS

9 Tracción de pantorrilla
Presionados: GASTROCNEMIO, SÓLEO

10 Presión del muslo superior
Presionados: CUÁDRICEPS, SARTORIO, RECTO INTERNO, SEMIMEMBRANOSO

11 Presión de muslo de pecho a pie
Estirados: GLÚTEO MAYOR, CUÁDRICEPS, ERECTOR DE LA COLUMNA
Presionados: ISQUIOTIBIALES

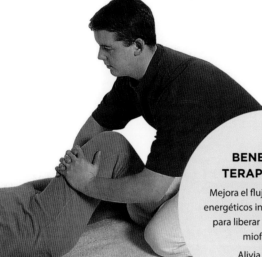

BENEFICIOS TERAPÉUTICOS

Mejora el flujo en los canales energéticos internos y externos para liberar las adherencias miofasciales.

Alivia la ciática.

11 PRESIÓN DE MUSLO DE PECHO A PIE

Levante la pierna derecha del receptor y coloque el pie en su pecho. Sujete la rodilla con la mano derecha y, con la mano izquierda, presione con firmeza los músculos del muslo. Presione los puntos BL 37 y BL 36. Balancee ligeramente al receptor en un movimiento hacia delante y atrás mientras presiona el músculo del muslo.

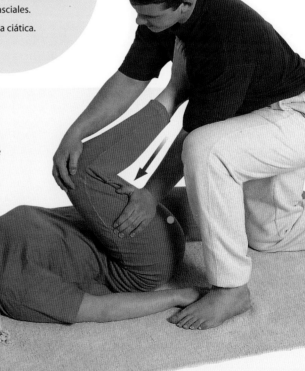

BENEFICIOS TERAPÉUTICOS

Aporta liberación miofascial al grupo muscular de los isquiotibiales.

Alivia el dolor de cadera y la ciática.

12 MANTIS RELIGIOSA

Método uno

Con el pie del receptor en la zona de su ingle izquierda, estabilice la rodilla derecha con la mano izquierda y, con la mano derecha, presione el margen interno del muslo con la palma de la mano. La presión aplicada de este modo desplazará la pierna hacia fuera, pero debe intentar presionarla hacia el suelo solo si el receptor es muy flexible.

Método dos

Balancee la rodilla del receptor sobre la cadera izquierda. Utilice la mano derecha para mantenerla en posición y presione con la palma de la mano izquierda el margen externo del muslo en la *sen* 2/meridiano de la vesícula biliar. Presione el punto GB 31.

NOTA: en estas dos posiciones, la presión debe ser rítmica y progresiva en movimientos de balanceo fluidos (como el movimiento característico de una mantis religiosa).

BENEFICIOS TERAPÉUTICOS

Mejora la flexibilidad de la cadera.

Estira los glúteos y los músculos del muslo.

Sirve para aliviar el dolor crónico en la zona lumbar.

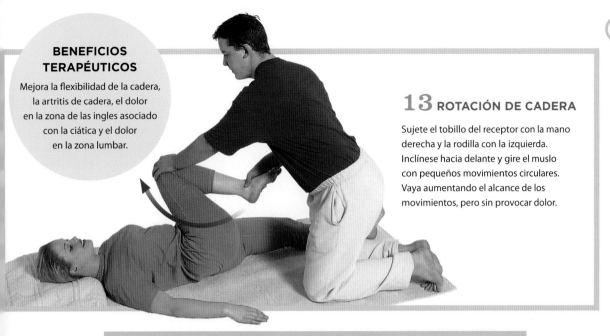

BENEFICIOS TERAPÉUTICOS

Mejora la flexibilidad de la cadera, la artritis de cadera, el dolor en la zona de las ingles asociado con la ciática y el dolor en la zona lumbar.

13 ROTACIÓN DE CADERA

Sujete el tobillo del receptor con la mano derecha y la rodilla con la izquierda. Inclínese hacia delante y gire el muslo con pequeños movimientos circulares. Vaya aumentando el alcance de los movimientos, pero sin provocar dolor.

MÚSCULOS ESTIRADOS Y PRESIONADOS

12 Mantis religiosa
Estirados: ADUCTORES, GLÚTEOS, ERECTOR DE LA COLUMNA, CUÁDRICEPS, PIRIFORME
Presionados: SEMIMEMBRANOSO, SEMITENDINOSO, BÍCEPS FEMORAL, VASTO LATERAL

13 Rotación de cadera
Estirados: GLÚTEO MAYOR, PIRIFORME, SACROESPINAL, CUÁDRICEPS

14 Masaje de muslo con rodilla
Presionados: ISQUIOTIBIALES

BENEFICIOS TERAPÉUTICOS

Adecuado para el tratamiento de los tendones con tensión y espasmos debido a lesiones deportivas, esfuerzos repetitivos, dolor de espalda y ciática

14 MASAJE DE MUSLO CON RODILLA

Levante la pierna derecha del receptor y apoye su rodilla izquierda en la parte posterior del muslo, en LB 37. Sujete el talón y la rodilla y tire del muslo con firmeza contra su rodilla. Relaje la fuerza, baje la rodilla ligeramente y vuelva a tirar. Repita varias veces hasta masajear toda la extensión del muslo siguiendo el meridiano de la vejiga, y presionando BL 36 y BL 37.

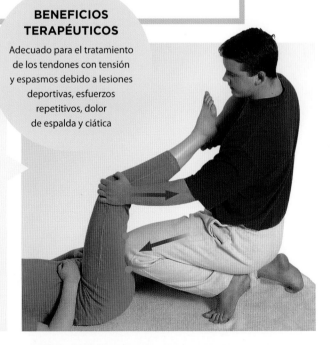

MÚSCULOS ESTIRADOS Y PRESIONADOS

15 Presión de muslo a pantorrilla
Estirado: TIBIAL ANTERIOR
Presionados: GASTROCNEMIO, SÓLEO, TIBIAL POSTERIOR

16 Presión con brazo
Estirados: TIBIAL ANTERIOR, FLEXORES DE TOBILLO Y PIE
Presionados: ISQUIOTIBIALES, GASTROCNEMIO

17 Flexión y estiramiento de pierna
Estirados: GASTROCNEMIO, SÓLEO (pierna estirada); ISQUIOTIBIALES, GLÚTEOS (pierna flexionada)

18 Presión de pie a muslo
Presionados: ISQUIOTIBIALES

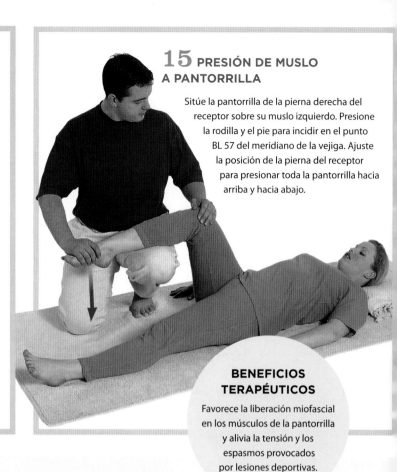

15 PRESIÓN DE MUSLO A PANTORRILLA

Sitúe la pantorrilla de la pierna derecha del receptor sobre su muslo izquierdo. Presione la rodilla y el pie para incidir en el punto BL 57 del meridiano de la vejiga. Ajuste la posición de la pierna del receptor para presionar toda la pantorrilla hacia arriba y hacia abajo.

BENEFICIOS TERAPÉUTICOS

Favorece la liberación miofascial en los músculos de la pantorrilla y alivia la tensión y los espasmos provocados por lesiones deportivas.

16 PRESIÓN CON BRAZO

Sitúe la muñeca y el antebrazo izquierdo con firmeza detrás de la rodilla del receptor. Presione el pie hacia abajo para estirar con fuerza la zona que descansa sobre el brazo. Repita dos o tres veces.

BENEFICIOS TERAPÉUTICOS

Trata el dolor de rodilla y los espasmos de los isquiotibiales y de la pantorrilla.

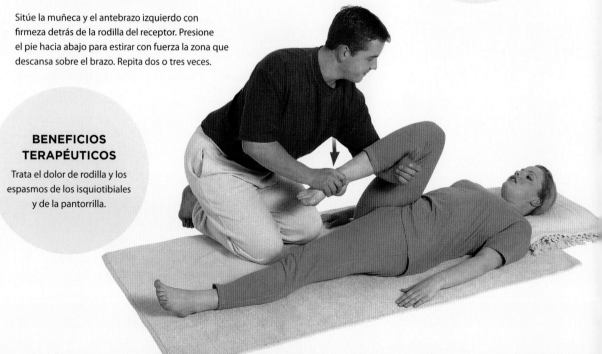

BENEFICIOS TERAPÉUTICOS

Abre las articulaciones de cadera, rodilla y tobillo.

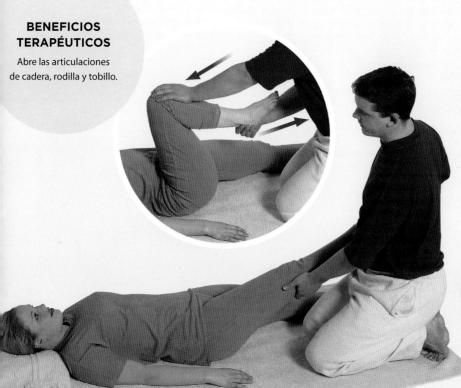

17 FLEXIÓN Y ESTIRAMIENTO DE PIERNA

Sujete el talón derecho y el lateral de la rodilla del receptor. Flexione la pierna por la rodilla empujando esta y después estírela con fuerza tirando del talón. Ayúdese con una tracción rápida de la rodilla. Repita varias veces.

ADVERTENCIA

Esta técnica no debe realizarse con personas que se han sometido a una cirugía de rodilla o cadera.

18 PRESIÓN DE PIE A MUSLO

Sujete el pie derecho del receptor. Coloque su pie derecho en diagonal con el arco cruzado sobre la parte posterior del muslo, en el meridiano de la vejiga. Inclínese hacia atrás tirando de la pierna hacia usted para generar una presión intensa y sostenida en los isquiotibiales. Libere la presión, baje un poco el pie y tire. Repita varias veces hasta cubrir toda la superficie del muslo.

BENEFICIOS TERAPÉUTICOS

Trata lesiones deportivas en los isquiotibiales, las lumbares, el dolor de cadera y algunas formas de ciática.

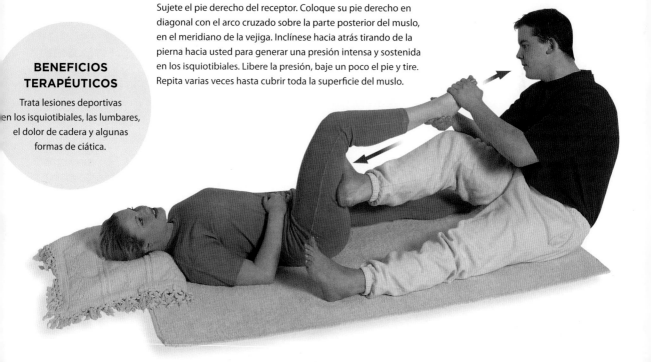

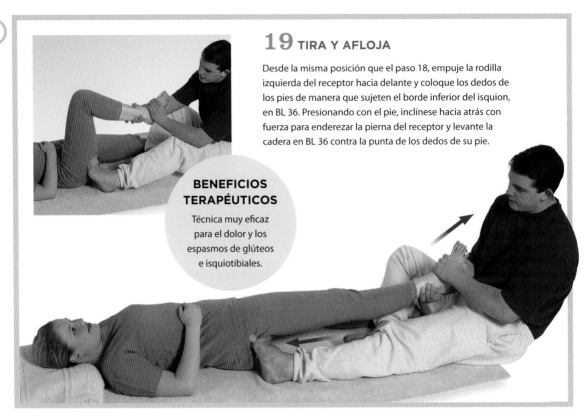

19 TIRA Y AFLOJA

Desde la misma posición que el paso 18, empuje la rodilla izquierda del receptor hacia delante y coloque los dedos de los pies de manera que sujeten el borde inferior del isquion, en BL 36. Presionando con el pie, inclínese hacia atrás con fuerza para enderezar la pierna del receptor y levante la cadera en BL 36 contra la punta de los dedos de su pie.

BENEFICIOS TERAPÉUTICOS

Técnica muy eficaz para el dolor y los espasmos de glúteos e isquiotibiales.

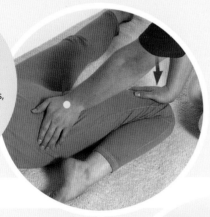

BENEFICIOS TERAPÉUTICOS

Estira los cuádriceps, las caderas, las rodillas y los tobillos.

20 PRESIÓN DE PIERNA DOBLADA

Si el receptor es lo suficientemente flexible, coloque la pierna derecha con el muslo girado hacia dentro y la parte inferior de la pierna totalmente flexionada. Si no, utilice su propia rodilla para sujetar la rodilla del receptor. Presione de manera individual o en mariposa el margen externo del muslo. Presione el punto ST 31.

21 PRESIÓN DE PIERNA APOYADA

Recoloque la pierna derecha del receptor de manera que quede inclinada sobre la pierna recta. Presione varias veces con las palmas la zona expuesta del muslo. Acabe colocando una mano sobre la articulación de la cadera y la otra en la rodilla, y presione con firmeza. Mantenga la presión al menos diez segundos.

BENEFICIOS TERAPÉUTICOS

Relaja la articulación de la cadera.

Estimula el flujo de energía en el *sen/* meridiano exterior de la vesícula biliar para aliviar el dolor en la zona lumbar y las piernas. Masajee los puntos GB 31 y GB 34.

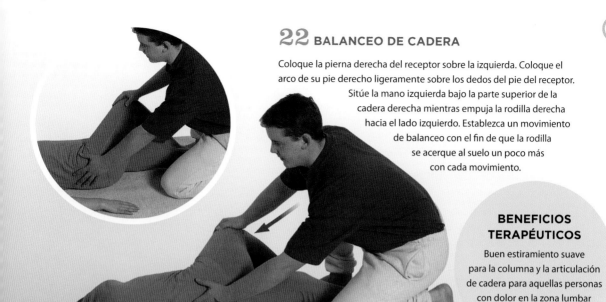

22 BALANCEO DE CADERA

Coloque la pierna derecha del receptor sobre la izquierda. Coloque el arco de su pie derecho ligeramente sobre los dedos del pie del receptor. Sitúe la mano izquierda bajo la parte superior de la cadera derecha mientras empuja la rodilla derecha hacia el lado izquierdo. Establezca un movimiento de balanceo con el fin de que la rodilla se acerque al suelo un poco más con cada movimiento.

BENEFICIOS TERAPÉUTICOS

Buen estiramiento suave para la columna y la articulación de cadera para aquellas personas con dolor en la zona lumbar y ciática.

ADVERTENCIA

Cuando presione el hombro del receptor hacia abajo, hágalo con cuidado y total atención a sus reacciones.

23 TORSIÓN VERTEBRAL DE HOMBRO A RODILLA OPUESTA

Cuando acabe la técnica anterior, mantenga la rodilla derecha del receptor lo más baja posible, coloque su mano izquierda en la parte delantera del hombro derecho y presione de manera firme pero suave, durante al menos diez segundos.

BENEFICIOS TERAPÉUTICOS

Trata el dolor de lumbares y cadera.

Incrementa la movilidad de la columna.

MÚSCULOS ESTIRADOS Y PRESIONADOS

19 Tira y afloja
Estirados: TIBIAL ANTERIOR, CUÁDRICEPS
Presionados: ISQUIOTIBIALES, RECTO INTERNO

20 Presión de pierna doblada
Estirados: CUÁDRICEPS, SARTORIO
Presionados: VASTO LATERAL, VASTO INTERMEDIO, RECTO FEMORAL

21 Presión de pierna apoyada
Presionados: VASTO LATERAL, BÍCEPS FEMORAL, TENSOR DE LA FASCIA LATA

22 Balanceo de cadera
Estirados: CUADRADO LUMBAR, PIRIFORME
Presionados: VASTO LATERAL, BÍCEPS FEMORAL, TENSOR DE LA FASCIA LATA

23 Torsión vertebral de hombro a rodilla opuesta
Estirados: CUADRADO LUMBAR, PIRIFORME
Presionados: VASTO LATERAL, RECTO FEMORAL, BÍCEPS FEMORAL

24 ESTIRAMIENTO HORIZONTAL DE PIERNA CRUZADA

Colóquese al otro lado del receptor y extienda la pierna derecha sobre la cadera izquierda. Sujete el tobillo derecho y presione la cadera derecha hacia abajo. Presione los puntos GB 29, GB 30 y BL 54. Estire la pierna empujándola hacia la cabeza con su rodilla. Mantenga la pierna recta y estirada solo hasta donde resulte cómodo para el receptor.

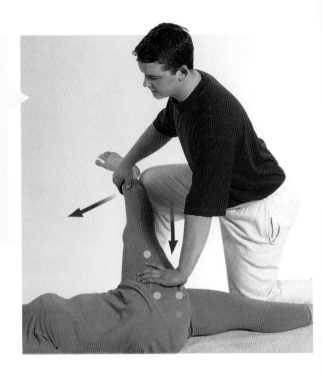

BENEFICIOS TERAPÉUTICOS

Mejora la flexibilidad de la cadera y alivia la tensión en los glúteos y los isquiotibiales.

Trata el dolor en la zona lumbar y la ciática.

25 PRESIÓN CON LAS PIERNAS SEPARADAS

Separe las piernas del receptor hasta donde le resulte cómodo y manténgalas en posición con sus pies. Presione con las palmas y el pulgar las líneas *sen* internas/meridianos del bazo, el riñón y el hígado en la parte inferior de la pierna y en el muslo. Masajee los puntos SP 6 y SP 9.

BENEFICIOS TERAPÉUTICOS

Alivia las molestias en las ingles y trata lesiones en los aductores del muslo.

Favorece el drenaje linfático desde la parte inferior de la pierna.

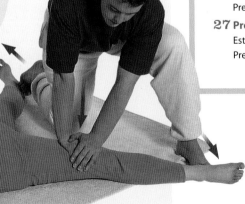

MÚSCULOS ESTIRADOS Y PRESIONADOS

24 Estiramiento horizontal de pierna cruzada
Estirados: GASTROCNEMIO, BÍCEPS FEMORAL, PIRIFORME, GLÚTEO MAYOR, SÓLEO
Presionado: GLÚTEO MAYOR

25 Presión con las piernas separadas
Estirados: ADUCTORES, RECTO INTERNO, GASTROCNEMIO, ISQUIOTIBIALES
Presionados: todos los MÚSCULOS ESTIRADOS

26 Balanceo de pierna separada
Estirados: ADUCTORES, RECTO INTERNO, GASTROCNEMIO, ISQUIOTIBIALES
Presionados: todos los MÚSCULOS ESTIRADOS

27 Presión en medio loto
Estirados: ADUCTORES, RECTO INTERNO
Presionados: ADUCTORES, RECTO INTERNO

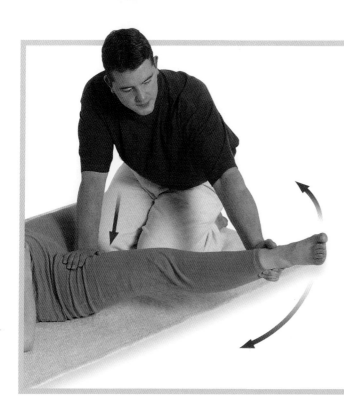

BENEFICIOS TERAPÉUTICOS

Trata el dolor en los aductores del muslo y las ingles.

Favorece la movilidad de la cadera.

26 BALANCEO DE PIERNA SEPARADA

Sujete la parte superior del muslo del receptor con la mano derecha y el talón con la izquierda. Balancee la pierna hacia el lado hasta donde resulte cómodo. A continuación, balancéela hacia delante y atrás varias veces.

27 PRESIÓN EN MEDIO LOTO

Método uno

Coloque la pierna izquierda del receptor en la postura del medio loto, con el tobillo derecho sobre la rodilla izquierda. Si la persona está muy rígida, tendrá que sujetar la pierna flexionada con su rodilla. Con la mano derecha sujetando el muslo izquierdo, presione arriba y abajo los canales de energía *sen*/meridianos de la pierna flexionada con un movimiento de vaivén.

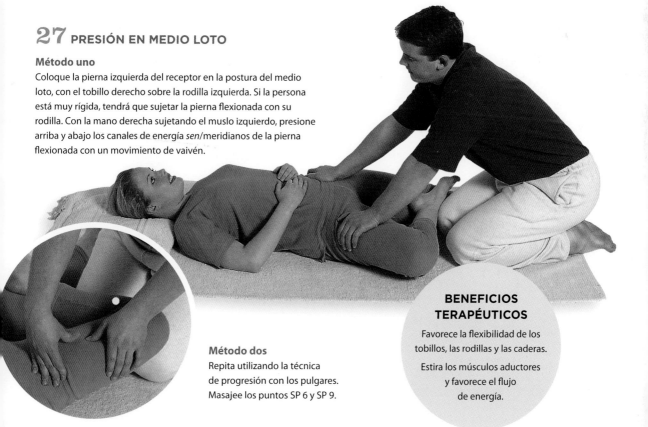

Método dos

Repita utilizando la técnica de progresión con los pulgares. Masajee los puntos SP 6 y SP 9.

BENEFICIOS TERAPÉUTICOS

Favorece la flexibilidad de los tobillos, las rodillas y las caderas.

Estira los músculos aductores y favorece el flujo de energía.

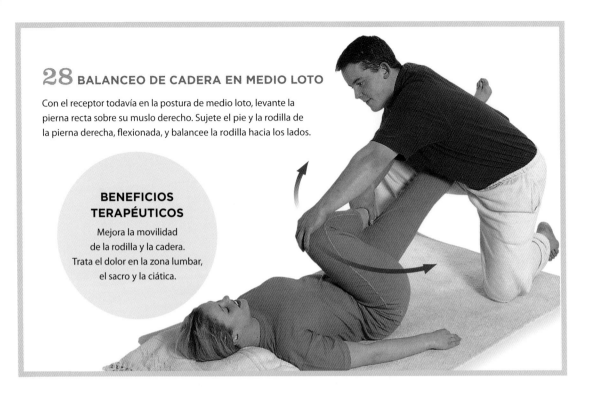

28 BALANCEO DE CADERA EN MEDIO LOTO

Con el receptor todavía en la postura de medio loto, levante la pierna recta sobre su muslo derecho. Sujete el pie y la rodilla de la pierna derecha, flexionada, y balancee la rodilla hacia los lados.

BENEFICIOS TERAPÉUTICOS

Mejora la movilidad de la rodilla y la cadera. Trata el dolor en la zona lumbar, el sacro y la ciática.

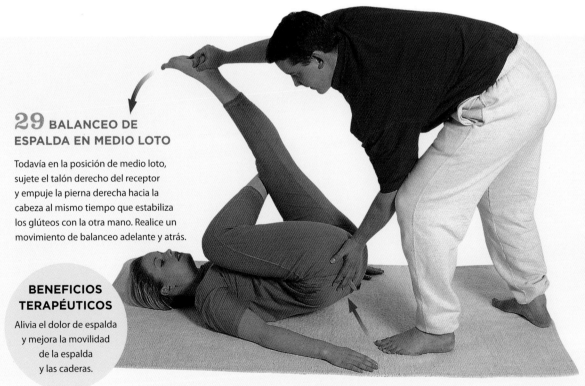

29 BALANCEO DE ESPALDA EN MEDIO LOTO

Todavía en la posición de medio loto, sujete el talón derecho del receptor y empuje la pierna derecha hacia la cabeza al mismo tiempo que estabiliza los glúteos con la otra mano. Realice un movimiento de balanceo adelante y atrás.

BENEFICIOS TERAPÉUTICOS

Alivia el dolor de espalda y mejora la movilidad de la espalda y las caderas.

BENEFICIOS TERAPÉUTICOS

Trata el dolor en la zona lumbar y la ciática. Mejora la movilidad de caderas y rodillas.

30 PRESIÓN DE MUSLO EN MEDIO LOTO VERTICAL

Manteniendo el medio loto, levante recta la pierna izquierda del receptor hasta situarla en posición vertical. Apoye el tobillo contra su hombro. Sujete el tobillo del pie derecho y presione con la palma la zona expuesta del muslo desde BL 36 hasta la rodilla. Mantenga el brazo recto e inclínese hacia adelante con un movimiento de balanceo con cada presión.

MÚSCULOS ESTIRADOS Y PRESIONADOS

28 Balanceo de cadera en medio loto
Estirados: ISQUIOTIBIALES (pierna recta); GLÚTEO MAYOR (pierna flexionada)

29 Balanceo de espalda en medio loto
Estirados: ISQUIOTIBIALES (pierna recta); ADUCTORES, RECTO INTERNO (pierna flexionada)

30 Presión de muslo en medio loto vertical
Estirados: GLÚTEO MAYOR (pierna doblada); SÓLEO, GASTROCNEMIO, ISQUIOTIBIALES (pierna recta)

31 El sacacorchos
Estirados: ADUCTORES, VASTO MEDIO, RECTO INTERNO (pierna flexionada); GASTROCNEMIO, SÓLEO, ISQUIOTIBIALES (pierna recta)

31 EL SACACORCHOS

Con la pierna derecha del receptor todavía en la postura de medio loto, sujete la pierna izquierda en vertical. Coloque su pierna izquierda delante de la pierna doblada del receptor. Sitúe el pie izquierdo de manera que sus dedos queden debajo de la axila del receptor y mantenga las rodillas ligeramente flexionadas. Sitúe su pierna izquierda contra el margen externo de la pierna vertical y utilícela para apoyar esa pierna. Al estirar gradualmente su pierna izquierda ejercerá una presión hacia atrás en la pierna flexionada, movimiento que generará una acción de giro en las caderas y las lumbares. Masajee la planta y el talón del pie izquierdo con su codo derecho. Masajee el punto K 1 con el codo.

ADVERTENCIA

Evite exagerar la acción de giro. Si el receptor está muy rígido, empiece con su pierna derecha más atrás y eleve y empuje la pierna recta del receptor solo hasta donde le resulte cómodo, sin girar las caderas con su otra pierna. No realice esta técnica con personas mayores.

BENEFICIOS TERAPÉUTICOS

Incrementa la flexibilidad de la cadera y la zona lumbar.

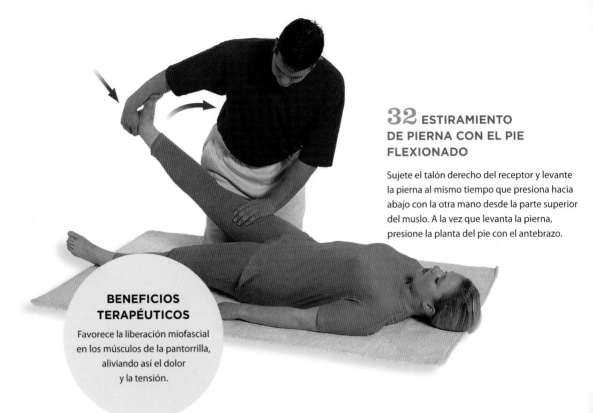

32 ESTIRAMIENTO DE PIERNA CON EL PIE FLEXIONADO

Sujete el talón derecho del receptor y levante la pierna al mismo tiempo que presiona hacia abajo con la otra mano desde la parte superior del muslo. A la vez que levanta la pierna, presione la planta del pie con el antebrazo.

BENEFICIOS TERAPÉUTICOS

Favorece la liberación miofascial en los músculos de la pantorrilla, aliviando así el dolor y la tensión.

33 ESTIRAMIENTO DE PIERNA VERTICAL

Levante verticalmente la pierna derecha del receptor hasta donde le resulte cómodo, y apoye el pie en la parte delantera de su hombro. Mantenga la pierna recta con la mano derecha sujetando la rodilla. Coloque su rodilla sobre el muslo izquierdo en el punto ST 31, sin ejercer demasiada fuerza para mantenerlo sujeto. Empuje la pierna estirada hacia delante varias veces; vaya aumentado el estiramiento de manera progresiva.

BENEFICIOS TERAPÉUTICOS

Relaja los músculos tensos o espasmódicos de la pantorrilla y los isquiotibiales a consecuencia de lesiones deportivas, la ciática y el dolor de espalda.

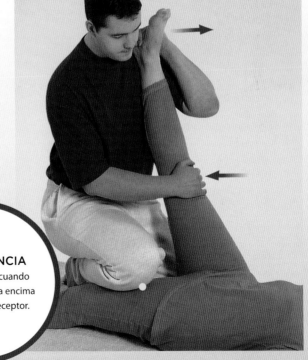

ADVERTENCIA

Tenga cuidado cuando coloque su rodilla encima del muslo del receptor.

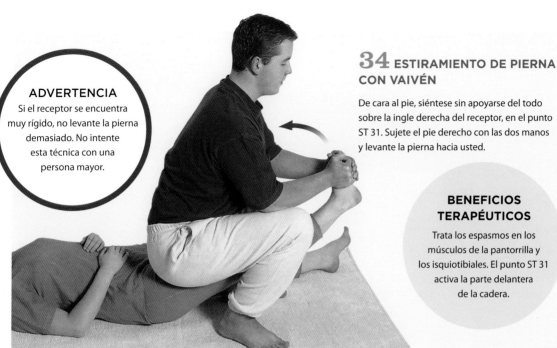

ADVERTENCIA

Si el receptor se encuentra muy rígido, no levante la pierna demasiado. No intente esta técnica con una persona mayor.

34 ESTIRAMIENTO DE PIERNA CON VAIVÉN

De cara al pie, siéntese sin apoyarse del todo sobre la ingle derecha del receptor, en el punto ST 31. Sujete el pie derecho con las dos manos y levante la pierna hacia usted.

BENEFICIOS TERAPÉUTICOS

Trata los espasmos en los músculos de la pantorrilla y los isquiotibiales. El punto ST 31 activa la parte delantera de la cadera.

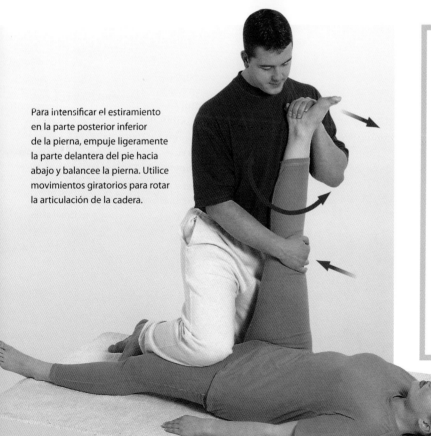

Para intensificar el estiramiento en la parte posterior inferior de la pierna, empuje ligeramente la parte delantera del pie hacia abajo y balancee la pierna. Utilice movimientos giratorios para rotar la articulación de la cadera.

MÚSCULOS ESTIRADOS Y PRESIONADOS

32 Estiramiento de pierna con el pie flexionado
Estirados: ISQUIOTIBIALES, PERONEO LARGO, GASTROCNEMIO, SÓLEO

33 Estiramiento de pierna vertical
Estirados: ISQUIOTIBIALES, GASTROCNEMIO, SÓLEO, PERONEO LARGO (pie presionado hacia abajo)

34 Estiramiento de pierna con vaivén
Estirados: GASTROCNEMIO, ISQUIOTIBIALES
Presionado: CUÁDRICEPS

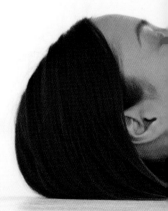

tema tres
LAS PIERNAS Y LA ESPALDA

El objetivo de este tema consiste en estimular el flujo de energía entre el tronco y las piernas. Una columna sana tiene que doblarse y girar en distintas direcciones. El dolor en la zona lumbar es habitual y puede estar provocado no solo por lesiones deportivas, sino también por una mala postura. El dolor agudo puede desencadenarse por un giro abrupto de la cintura o por levantar cargas pesadas. Muchas de las técnicas de este capítulo proporcionan unos estiramientos musculares intensos que pueden corregir desequilibrios posturales y relajar los músculos espasmódicos, aliviando así el dolor de espalda.

MÚSCULOS ESTIRADOS Y PRESIONADOS

1 Presión de la cara interna de los pies y las piernas
Estirados: ADUCTORES

2 Parada circulatoria de pierna
Estirados: ADUCTORES

3 Torsión vertebral en arco y flecha
Estirados: CUADRADO LUMBAR, ROMBOIDES MAYOR Y MENOR, ELEVADOR DE LA ESCÁPULA, TRAPECIO, ERECTOR DE LA COLUMNA, ILÍACO, PSOAS MAYOR

4 Rotación de caderas
Estirados: GLÚTEO MAYOR, CUÁDRICEPS (estiramiento ligero), CUADRADO LUMBAR

1 PRESIÓN DE LA CARA INTERNA DE LOS PIES Y LAS PIERNAS

Repita la técnica del tema dos (*véase* página 66). Restablecer el contacto con los pies intensifica la sensación de integración de cuerpo y mente y el bienestar general. Dado que las líneas *sen* internas comienzan en los pies y las piernas, la presión en la cara interna de las piernas estimula el flujo de energía entre estas y el tronco.

BENEFICIOS TERAPÉUTICOS

Cuando el flujo sanguíneo se interrumpe hacia las piernas, toda la circulación (incluyendo el drenaje linfático) se reduce o se detiene por completo. La entrada rápida de sangre en las piernas va acompañada de una oleada repentina de calor que llega hasta los pies cuando se recupera la circulación normal. Después de este tratamiento se siente una gran ligereza en las piernas.

2 PARADA CIRCULATORIA DE PIERNA

El receptor estará tumbado en posición supina, totalmente relajado y con las piernas ligeramente separadas. Arrodíllese y presione los dos muslos con las manos hasta llegar a las ingles. Presione las tres líneas *sen*/meridianos internos de la pierna y recoloque las manos hasta que perciba el pulso de las arterias femorales bajo los nudillos de las palmas.

Eleve el cuerpo estirando las piernas o arqueando los glúteos. De este modo, concentrará el peso en las palmas de las manos, incrementando así la presión en las arterias del receptor para restringir el flujo de sangre. Mantenga la postura entre treinta y cincuenta segundos.

ADVERTENCIA

No intente esta técnica con personas con problemas circulatorios de cualquier tipo, como venas varicosas, hipertensión o cardiopatías.

3 TORSIÓN VERTEBRAL EN ARCO Y FLECHA

Coloque su talón derecho detrás de la rodilla izquierda flexionada del receptor. Sujete el antebrazo izquierdo y tire hacia usted (inferior). Mantenga la pierna izquierda apoyada con firmeza en la estera. A continuación, inclínese sobre el receptor y sujételo por debajo del hombro izquierdo (derecha) con las dos manos. Tire con cuidado hacia usted. Empuje el hombro y el costado del receptor con movimientos alternos, lentos y rítmicos de las manos.

BENEFICIOS TERAPÉUTICOS

Trata el dolor en la zona lumbar, mejora la movilidad de la columna y alinea la espalda.

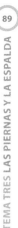

ADVERTENCIA

No utilice esta técnica con personas que se hayan sometido a cirugía en la zona lumbar.

4 ROTACIÓN DE CADERAS

Levante las piernas flexionadas del receptor de manera que las rodillas queden directamente encima del abdomen. Sus piernas deben quedar a los lados de los tobillos y las manos justo por debajo de las rodillas. Empiece con una pequeña rotación de las rodillas y vaya incrementándola progresivamente. Mantenga las rodillas juntas. Gire aproximadamente quince veces en cada dirección.

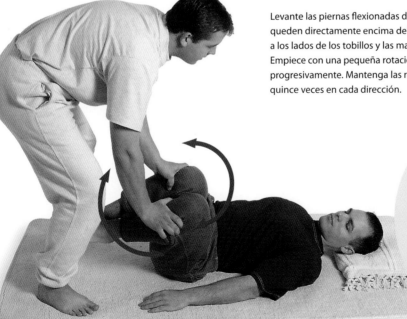

BENEFICIOS TERAPÉUTICOS

Ejerce un efecto relajante en las personas con rigidez en la zona de la cadera, ciática y dolor en la zona lumbar. Además de la rotación ejercida en la articulación de la cadera, se produce una acción de giro en las vértebras lumbares que relaja los músculos de la cadera.

BENEFICIOS TERAPÉUTICOS
PASOS 5 Y 6

Esenciales para las personas que padecen dolor en la zona lumbar y ciática. Estas técnicas también se pueden aplicar a personas con venas varicosas.

5 SACUDIDA DE PIERNAS

Sujete los tobillos del receptor, inclínese ligeramente hacia atrás para crear tracción y agite las piernas arriba y abajo, rápidamente, con movimientos cortos y amplios alternativos. Agite las piernas entre diez y veinte veces.

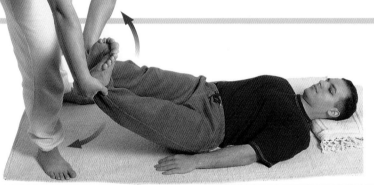

6 VAIVÉN DE PIERNAS

Sujete las piernas del receptor por los tobillos y muévalas lateralmente un mínimo de quince veces. Empiece con movimientos pequeños y lentos, y vaya aumentando progresivamente la amplitud y la velocidad.

7 BALANCEO DE ESPALDA

Sujete con la mano derecha los talones del receptor de manera que las piernas queden rectas. Empuje los pies hacia delante sobre la cabeza, mientras utiliza la otra mano para ayudar a elevar los glúteos. Determine hasta dónde puede llegar el receptor cómodamente y balancee la espalda hasta ese límite. El movimiento requiere una acción muy fluida y controlada por su parte.

ADVERTENCIA

Tenga cuidado de no excederse con el estiramiento cuando el receptor se someta a esta técnica por primera vez.

BENEFICIOS TERAPÉUTICOS

Ayuda a aliviar el dolor en las zonas media y alta de la espalda.

8 EL ARADO

Coloque las piernas del receptor formando una V y sitúe sus pies a cada lado de su cuerpo, bajo las axilas. Doble las rodillas ligeramente hacia la línea central, incremente el ángulo en V entre las piernas y atráigalas hacia sus rodillas. Presione los pies a la vez y, luego, ligeramente hacia abajo. Mantenga la posición unos segundos, vuelva a abrir las piernas, llévelas atrás y empuje los pies hacia delante y abajo un poco más hacia la cabeza del receptor. En el caso de una persona muy flexible, los pies tocarán el suelo. Repita hasta llegar a la posición más extrema que le resulte cómoda al receptor. Mantenga durante al menos diez segundos.

BENEFICIOS TERAPÉUTICOS

Favorece la movilidad de las articulaciones de la cadera, la zona lumbar y el sacro.

Un ligero movimiento de vaivén (como en la primera imagen, superior izquierda) aliviar el dolor en la zona lumbar y se puede practicar con personas mayores.

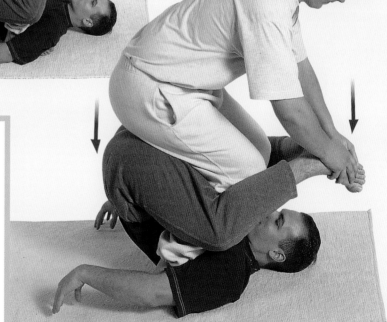

MÚSCULOS ESTIRADOS Y PRESIONADOS

7 Balanceo de espalda
Estirados: ERECTOR DE LA COLUMNA, GASTROCNEMIO

8 El arado
Estirados: ADUCTORES, SÓLEO, ISQUIOTIBIALES, GLÚTEO MAYOR, ERECTOR DE LA COLUMNA

9 MASAJE DE LA CARA POSTERIOR DE LOS MUSLOS CON RODILLAS

Tras liberar al receptor de la posición anterior, continúe sujetando los pies y junte las piernas ligeramente dobladas. Ayúdese de su peso corporal para presionar la parte posterior de los muslos con las rodillas, en el punto BL 36, mientras empuja los pies hacia delante. Presione a lo largo de los muslos de manera progresiva.

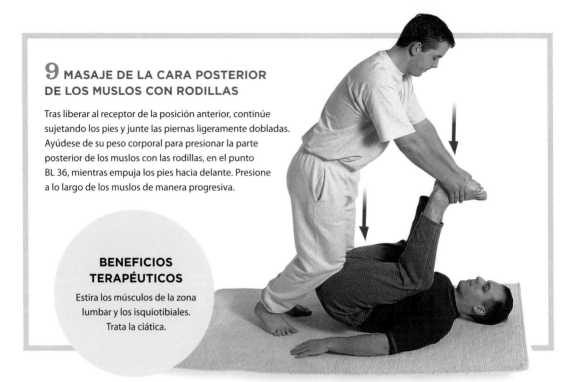

BENEFICIOS TERAPÉUTICOS

Estira los músculos de la zona lumbar y los isquiotibiales. Trata la ciática.

MÚSCULOS ESTIRADOS Y PRESIONADOS

9 Masaje de la cara posterior de los muslos con rodillas
Estirados: ERECTOR DE LA COLUMNA, GLÚTEO MAYOR
Presionados: ISQUIOTIBIALES, GLÚTEO MAYOR (parte inferior)

10 Masaje de glúteos con rodillas
Estirados: ERECTOR DE LA COLUMNA, GLÚTEO MAYOR
Presionado: GLÚTEO MAYOR

11 Masaje de muslos con espinillas
Estirado: GLÚTEO MAYOR
Presionados: ISQUIOTIBIALES

12 El medio puente
Estirados: CUÁDRICEPS, RECTO DEL ABDOMEN, ERECTOR DE LA COLUMNA

10 MASAJE DE GLÚTEOS CON RODILLAS

Levante los glúteos del receptor y sujételos con las dos manos a los lados mientras amasa profundamente el punto BL 54 mediante movimientos circulares con las rodillas.

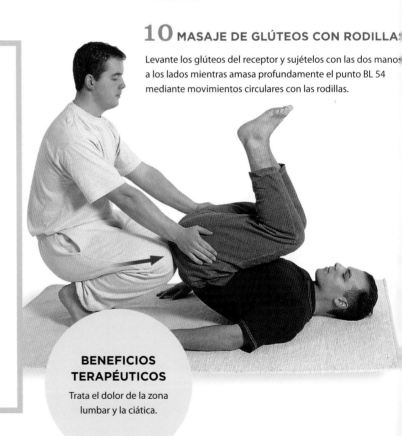

BENEFICIOS TERAPÉUTICOS

Trata el dolor de la zona lumbar y la ciática.

BENEFICIOS TERAPÉUTICOS

Otro excelente tratamiento para la ciática, y también muy eficaz para la liberación miofascial en torno a los isquiotibiales (en especial para las personas que practican mucho deporte).

11 MASAJE DE MUSLOS CON ESPINILLAS

Se requiere un buen equilibrio para realizar esta técnica correctamente. Doble la pierna derecha del receptor en ángulo recto de manera que el muslo se apoye sobre el abdomen. Sujete la otra pierna abierta hacia fuera y sitúe su rodilla izquierda de manera que la espinilla presione el muslo del receptor. Masajee toda la extensión del muslo, siguiendo el meridiano de la vesícula biliar con un movimiento de vaivén entre cada presión.

BENEFICIOS TERAPÉUTICOS

Incrementa el flujo sanguíneo hacia la cabeza y el cuello, de manera que el receptor tendrá la sensación de estar más despejado.

Alivia el dolor en la zona lumbar.

12 EL MEDIO PUENTE

Presione las rodillas del receptor hacia el abdomen. Separe ligeramente sus pies y doble las rodillas colocándolas en contacto con los arcos de los pies del receptor. Sujete las rodillas con las manos entrelazadas. Inclínese hacia atrás con todo su peso al mismo tiempo que dobla las piernas en un ángulo de 90°. Los glúteos del receptor se separarán del suelo y, en su posición más extrema (inferior), solo la cabeza, los hombros y los brazos tocarán el suelo. Mantenga la posición al menos quince segundos para someter a la espalda a un buen estiramiento.

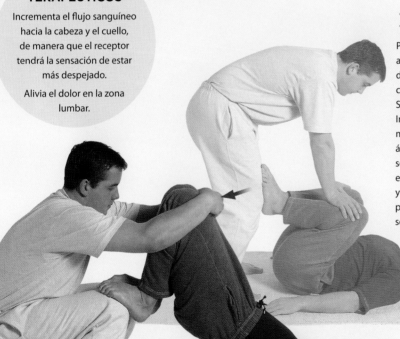

ADVERTENCIA

No utilice esta técnica con personas con problemas cardíacos e hipertensión.

13 ESTIRAMIENTO ÍNTIMO DE ESPALDA

De rodillas, empuje las piernas del receptor hacia delante hasta que los glúteos se eleven, y coloque las rodillas y los muslos debajo. Cuando esté en posición, pase las manos alrededor de las piernas justo por debajo de las rodillas. Inclínese hacia atrás y abrace y tire de las piernas para someter a la espalda a un buen estiramiento. Se trata de una técnica segura y delicada en comparación con el medio puente.

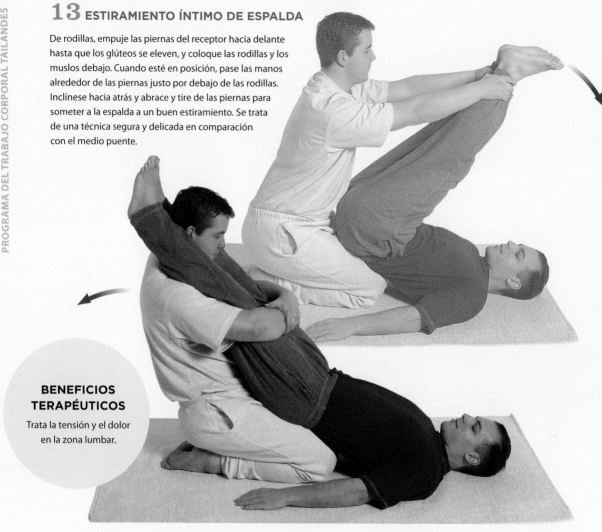

BENEFICIOS TERAPÉUTICOS

Trata la tensión y el dolor en la zona lumbar.

MÚSCULOS ESTIRADOS Y PRESIONADOS

13 Estiramiento íntimo de espalda
Estirados: ERECTOR DE LA COLUMNA (zona lumbar), ISQUIOTIBIALES

14 Alzar la cabeza a rodillas rectas
Estirados: REDONDO MAYOR Y MENOR, BÍCEPS, DORSAL ANCHO, TRAPECIO, ROMBOIDES, ERECTOR DE LA COLUMNA, ISQUIOTIBIALES

15 Alzar la cabeza a rodillas cruzadas
Estirados: REDONDO MAYOR Y MENOR, ROMBOIDES, BÍCEPS, TRAPECIO, ERECTOR DE LA COLUMNA, GLÚTEO MAYOR, DORSAL ANCHO

14 ALZAR LA CABEZA A RODILLAS RECTAS

Alinee las piernas del receptor con firmeza contra las suyas e inclínese hacia delante para sujetar al receptor por las muñecas. Inclínese hacia atrás con su peso y tire del torso hacia delante y arriba.

Mantenga la posición máxima durante diez segundos y baje el torso del receptor hasta el suelo con cuidado. Repita dos veces con un ritmo lento y uniforme en todo momento.

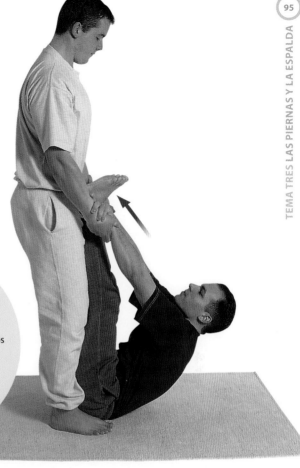

BENEFICIOS TERAPÉUTICOS
PASOS 14 Y 15

Mejoran la movilidad de los hombros y las caderas. Todos los músculos estirados quedan relajados.

Pueden aliviar el dolor provocado por la ciática.

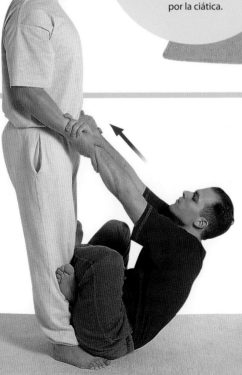

15 ALZAR LA CABEZA A RODILLAS CRUZADAS

En cuanto termine el ejercicio anterior, flexione las piernas del receptor por las rodillas y cruce los tobillos; ajuste su posición de manera que el lado de cada tobillo repose contra sus espinillas, justo por debajo de las rodillas. Sujete al receptor por las muñecas y eleve el torso hacia usted, como en la técnica anterior. Mantenga un mínimo de diez segundos y repita.

ADVERTENCIA
Una buena flexibilidad con las piernas rectas no significa necesariamente que el receptor tenga esa misma flexibilidad con las piernas cruzadas. Algunas personas presentan un movimiento lateral de caderas y/o tobillos muy limitado, pero una buena movilidad hacia delante y atrás.

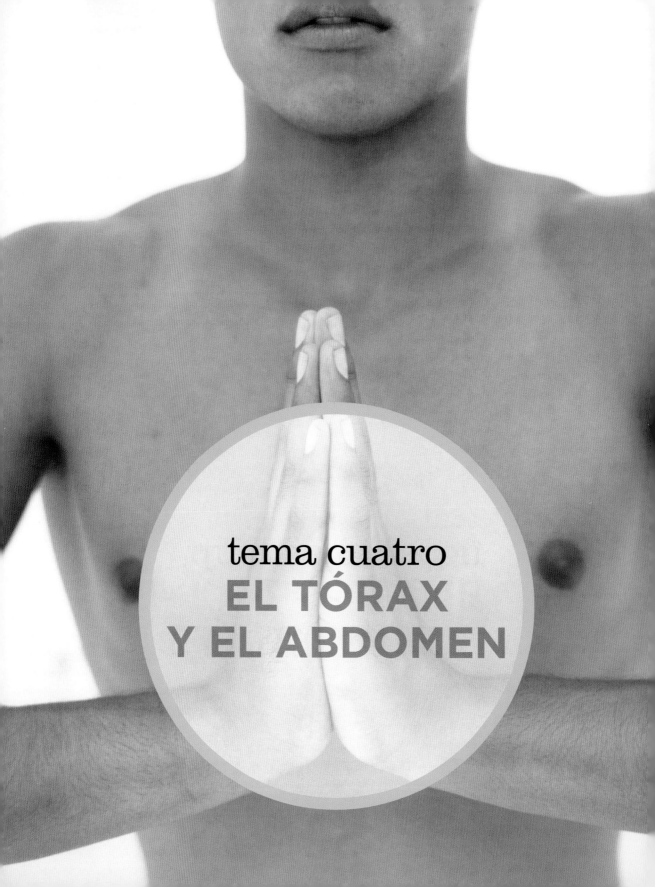

tema cuatro
EL TÓRAX Y EL ABDOMEN

Las técnicas que se muestran en este tema estimulan las energías de los órganos internos. El masaje abdominal profundo y exhaustivo estimula el sistema inmunológico. Espere siempre tres horas después de comer para realizar un trabajo en el abdomen. Puede resultar complicado elegir el grado de presión ejercido para una persona concreta, ya que cada uno tenemos una tolerancia distinta. En las culturas occidentales, la población no está acostumbrada a recibir un masaje abdominal profundo. Las técnicas de masaje tailandés para el abdomen resultan muy penetrantes. Preste atención a las expresiones faciales y las reacciones corporales del receptor, y busque siempre su confirmación verbal de que la presión ejercida le resulta tolerable.

SEN/MERIDIANOS DEL ABDOMEN

En el abdomen existen nueve zonas de presión. El ombligo ocupa el centro. Empiece en la sección inferior derecha y presione siempre en torno al abdomen en el sentido de las agujas del reloj.

Existen dos técnicas principales. La primera consiste en progresar con los pulgares siguiendo las líneas del diagrama. Empiece en la zona **1** y vaya avanzando hasta la zona **9**. A continuación, podrá hacer este patrón: **1 – 5 – 1 – 5 – 9 – 5 – 9**, y finalmente **1 – 9**.

La línea vertical que pasa por el ombligo es el meridiano chino *ren*.

La segunda técnica consiste en presionar con las palmas de las dos manos las zonas **1 – 5** de la derecha y después pasar a la izquierda y presionar las zonas **6 – 9**.

Estos son los nueve puntos de presión del abdomen, que deben ser presionados de manera minuciosa para lograr el equilibrio energético de los órganos internos.

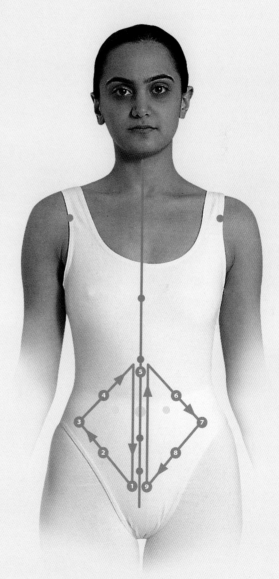

1 PRESIÓN DE PECHO, HOMBROS Y BRAZOS

Con sus brazos rectos, presione con las palmas de las manos la región pectoral superior del receptor realizando un movimiento lento de balanceo con su cuerpo. Si el receptor es un hombre, puede masajear vigorosamente con las palmas toda la zona pectoral. Masajee con los pulgares los puntos LU 1 y R 17. Llegue con las palmas hasta los brazos y las manos, y vuelva al punto de partida. Repita el masaje de la zona pectoral presionando el punto LU 1.

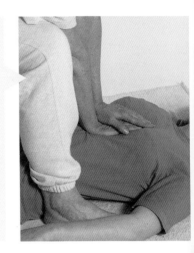

MÚSCULOS ESTIRADOS Y PRESIONADOS

1 Presión de pecho, hombros y brazos
Presionados: PECTORALES, DELTOIDES, BÍCEPS, EXTENSORES DE LA MUÑECA

3 Presión entre las costillas
Presionados: INTERCOSTALES

4 Progresión con los pulgares en el abdomen
Presionados: los ABDOMINALES

5 Presión del abdomen con las palmas de las manos
Presionados: los ABDOMINALES

6 Presión del estómago con los pies
Presionados: los ABDOMINALES

BENEFICIOS TERAPÉUTICOS
PASOS 1, 2 Y 3

Tonifican la función pulmonar, con los consiguientes beneficios para los afectados de asma o bronquitis.

La presión con las palmas de las manos en los brazos favorece el equilibrio energético en el interior de todo el cuerpo.

2 PRESIÓN DE PECHO

Mantenga la posición y utilice ambas manos como se muestra en la imagen para presionar la línea central del pecho del receptor, en el esternón. Presione con un movimiento de empuje arriba y abajo para crear un efecto de balanceo. Si la persona que recibe el masaje es una mujer, limite siempre las presiones a esas zonas.

3 PRESIÓN ENTRE LAS COSTILLAS (MÚSCULOS INTERCOSTALES)

Método uno

Empiece con los pulgares colocados a cada lado del esternón, justo por debajo de la clavícula. Presione con los pulgares hacia fuera siguiendo los espacios intercostales entre las costillas, y avance hacia abajo. Masajee con los pulgares los puntos LU 1 y R 17. Si la destinataria del masaje es una mujer, presione los espacios intercostales únicamente en el centro.

Método dos

Utilice los tres dedos centrales de ambas manos para masajear las costillas con pequeños movimientos circulares. De nuevo, avance hacia abajo y tenga en cuenta las precauciones que hemos indicado anteriormente.

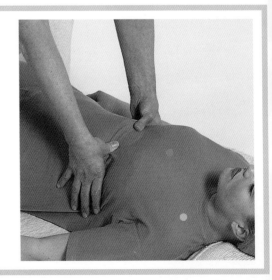

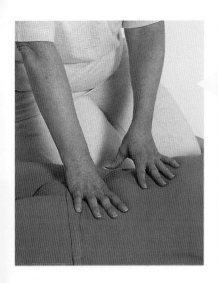

4 PROGRESIÓN CON LOS PULGARES EN EL ABDOMEN

Arrodíllese a la derecha del receptor. Con la técnica de progresión con los pulgares, empiece justo por encima de la ingle, en la parte derecha de la zona 1. Progrese lentamente, de manera rítmica y profunda pero sin causar dolor, subiendo por el abdomen hasta llegar a la línea de las costillas (sin tocarla). Baje por la parte derecha hasta el punto situado por encima del hueso púbico, desde la zona 1 hasta la 9. Repita varias veces este circuito y masajee también con los pulgares, siguiendo hacia abajo la línea central. Puede variar el patrón aplicando el masaje en el sentido de las agujas del reloj, siguiendo las dos zonas triangulares que se muestran en la página 97. Masajee los puntos ST 25, R 12 y R 4.

BENEFICIOS TERAPÉUTICOS

Mejora la digestión y estimula la energía interna.

5 PRESIÓN DEL ABDOMEN CON LAS PALMAS DE LAS MANOS

Imagine que el abdomen del receptor está dividido en nueve zonas iguales, con el ombligo en el centro. Empiece en la zona 1. Cuando el receptor espire, presione con los nudillos de las palmas de ambas manos en dirección al ombligo. Incremente la presión de manera gradual y sutil.

Mantenga la presión durante dos minutos. Pida al receptor que inspire profundamente mientras relaja la tensión. Repita para las zonas 2 a 5. Desplácese a la izquierda y continúe en las zonas 6 a 9.

BENEFICIOS TERAPÉUTICOS PASOS 5 Y 6

El masaje regular con las técnicas 5 y 6 favorece la digestión y alivia la hinchazón abdominal y el estreñimiento.

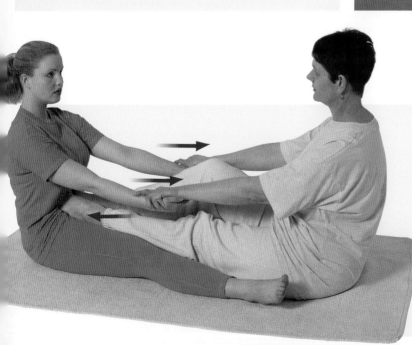

6 PRESIÓN DEL ESTÓMAGO CON LOS PIES

Siéntese entre las piernas del receptor, sujétele por las manos y coloque el tercio anterior de los pies juntos en la parte superior del abdomen. Presione alternativamente con cuidado hasta masajear todo el abdomen.

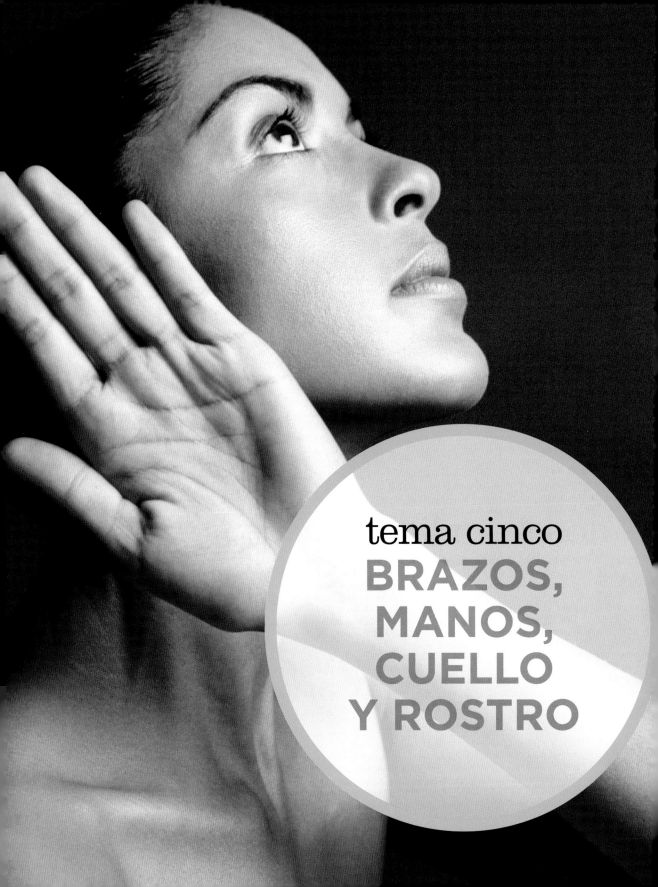

tema cinco
BRAZOS, MANOS, CUELLO Y ROSTRO

Los brazos proporcionan energía vital a los órganos del cuerpo y necesitan un tratamiento meticuloso para garantizar un flujo de energía regular. Los hombros acumulan tensión que provoca dolores en el cuello y la cabeza. Los estiramientos de hombros y cuello alivian la tensión, mientras que las presiones en la cabeza estimulan y calman la mente.

SEN/MERIDIANOS DE LOS BRAZOS

SEN DE LA CARA INTERNA/MERIDIANOS YIN

Sen 1 Meridiano chino del pulmón Empieza en el lateral del pulgar, sube por el antebrazo y llega hasta el extremo exterior de la clavícula (LU 1).

Sen 2 Meridiano chino del pericardio Empieza en el dedo medio, pasa por P 7, el codo y la axila, hasta acabar al lado del pecho.

Sen 3 Meridiano chino del corazón Discurre desde el dedo meñique hasta la axila pasando por el centro del codo (HT 3).

Las *sen* de la cara interna/los meridianos yin

1. Meridiano chino del pulmón
2. Meridiano chino del pericardio
3. Meridiano chino del corazón

Los meridianos chinos yin del brazo empiezan en el pecho y acaban en los dedos. Representan las tres líneas *sen* tailandesas de la cara interna del brazo.

SEN DE LA CARA EXTERNA/MERIDIANOS YANG

Sen 1 Meridiano chino del intestino grueso Empieza en el dedo índice, pasa por la muñeca y sube por la parte externa del codo (LI 11) hasta la parte delantera del hombro (LI 15).

Sen 2 Meridiano chino Sanjiao Empieza en el dedo anular y pasa entre el radio y el cúbito; llega al punto SJ 10 y acaba en la parte superior posterior del brazo.

Sen 3 Meridiano chino del intestino delgado Empieza en el dedo meñique y continúa en línea recta hasta la axila (SI 9).

Las *sen* de la cara externa/los meridianos yang

1. Meridiano chino del intestino grueso
2. Meridiano chino Sanjiao
3. Meridiano chino del intestino delgado

Los meridianos chinos yang del brazo empiezan en la mano y terminan en la cabeza. Representan las tres líneas *sen* tailandesas de la cara externa del brazo.

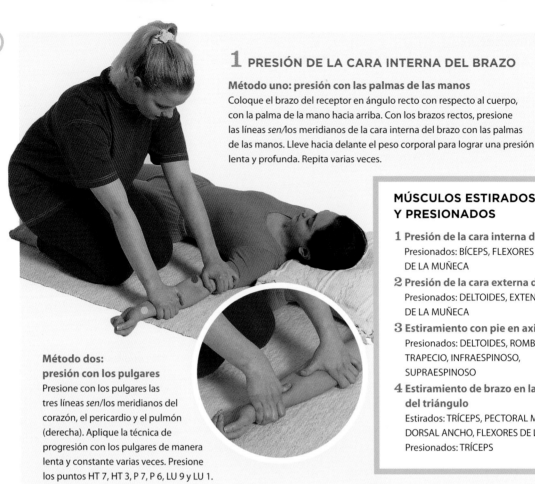

1 PRESIÓN DE LA CARA INTERNA DEL BRAZO

Método uno: presión con las palmas de las manos

Coloque el brazo del receptor en ángulo recto con respecto al cuerpo, con la palma de la mano hacia arriba. Con los brazos rectos, presione las líneas *sen*/los meridianos de la cara interna del brazo con las palmas de las manos. Lleve hacia delante el peso corporal para lograr una presión lenta y profunda. Repita varias veces.

MÚSCULOS ESTIRADOS Y PRESIONADOS

1 Presión de la cara interna del brazo
Presionados: BÍCEPS, FLEXORES DE LA MUÑECA

2 Presión de la cara externa del brazo
Presionados: DELTOIDES, EXTENSORES DE LA MUÑECA

3 Estiramiento con pie en axila
Presionados: DELTOIDES, ROMBOIDES, TRAPECIO, INFRAESPINOSO, SUPRAESPINOSO

4 Estiramiento de brazo en la postura del triángulo
Estirados: TRÍCEPS, PECTORAL MAYOR, DORSAL ANCHO, FLEXORES DE LA MUÑECA
Presionados: TRÍCEPS

**Método dos:
presión con los pulgares**

Presione con los pulgares las tres líneas *sen*/los meridianos del corazón, el pericardio y el pulmón (derecha). Aplique la técnica de progresión con los pulgares de manera lenta y constante varias veces. Presione los puntos HT 7, HT 3, P 7, P 6, LU 9 y LU 1.

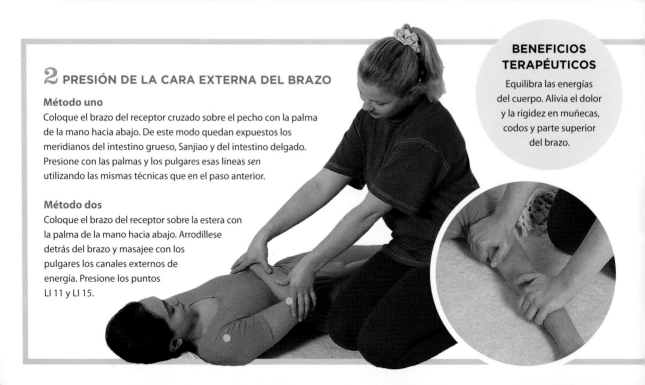

2 PRESIÓN DE LA CARA EXTERNA DEL BRAZO

Método uno

Coloque el brazo del receptor cruzado sobre el pecho con la palma de la mano hacia abajo. De este modo quedan expuestos los meridianos del intestino grueso, Sanjiao y del intestino delgado. Presione con las palmas y los pulgares esas líneas *sen* utilizando las mismas técnicas que en el paso anterior.

Método dos

Coloque el brazo del receptor sobre la estera con la palma de la mano hacia abajo. Arrodíllese detrás del brazo y masajee con los pulgares los canales externos de energía. Presione los puntos LI 11 y LI 15.

BENEFICIOS TERAPÉUTICOS

Equilibra las energías del cuerpo. Alivia el dolor y la rigidez en muñecas, codos y parte superior del brazo.

3 ESTIRAMIENTO CON PIE EN AXILA

Sujete la mano izquierda del receptor y coloque su pie en la axila izquierda, sobre los meridianos del pulmón, el pericardio y el corazón. Inclínese hacia atrás para crear un movimiento de tracción intenso contra la presión de su pie. Mantenga la posición diez segundos.

BENEFICIOS TERAPÉUTICOS

Tonifica la función del corazón y los pulmones, y estira el brazo.

ADVERTENCIA

Asegúrese siempre de que el arco de su pie se encuentra sobre la axila del receptor a fin de no ejercer demasiada presión en los nódulos linfáticos.

BENEFICIOS TERAPÉUTICOS

Proporciona liberación miofascial al tríceps.

Mejora la movilidad en los hombros, los codos y las muñecas.

4 ESTIRAMIENTO DE BRAZO EN LA POSTURA DEL TRIÁNGULO

Coloque la palma de la mano izquierda del receptor sobre la estera, con los dedos apuntando al hombro (superior). Masajee con las palmas el meridiano Sanjiao, que queda expuesto, desde el codo hasta la axila y en dirección contraria. Presione el punto SJ 10.

A continuación, coloque su mano izquierda sobre la parte alta del muslo y la derecha en el codo (inferior). Presione en sentido contrario con ambas manos para realizar un estiramiento en el tronco, entre el brazo y la cadera.

5 PRESIÓN DE LOS TENDONES DE LA PARTE SUPERIOR DE LA MANO

Empiece en la muñeca. Masajee con los pulgares cada uno de los cinco tendones. Presione el punto LI 4.

BENEFICIOS TERAPÉUTICOS

Refuerza las manos y alivia la artritis.

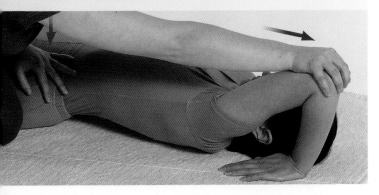

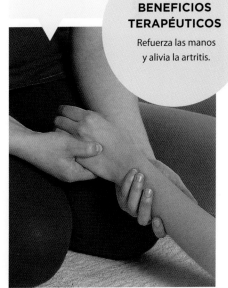

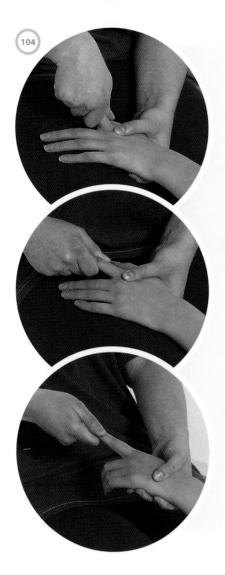

6 ROTAR, PRESIONAR Y ESTIRAR LOS DEDOS

Método uno
Por turnos, sujete cada dedo por la punta y gírelos varias veces en ambas direcciones.

Método dos
Apriete cada dedo, subiendo y bajando, con sus dedos índice y pulgar. Empiece en la parte superior y posterior de cada dedo, y continúe con una presión lateral.

Método tres
Tire de cada dedo con una acción fuerte de deslizamiento. Los posibles crujidos son normales y no hacen daño. Masajee la punta de cada dedo.

BENEFICIOS TERAPÉUTICOS
Alivia el dolor producido por el síndrome del túnel carpiano. Los puntos de la muñeca refuerzan los órganos internos y protegen frente a la osteoartritis.

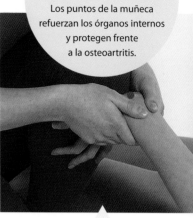

7 PRESIÓN DE RODILLA A MANO

Presione la palma izquierda del receptor contra su rodilla para flexionar la mano hacia atrás. Presione con los pulgares los nudillos de la palma, la muñeca y los puntos P 6, P 7, LU 9, LU 10 y HT 7.

BENEFICIOS TERAPÉUTICOS
Refuerza los dedos y estimula los meridianos.

8 PRESIÓN DE MANOS ENTRELAZADAS

Con la palma del receptor hacia arriba, entrelace sus dedos de la siguiente manera:
- El dedo anular entre el meñique y el anular del receptor.
- Su meñique entre el anular y el corazón.
- El meñique de su mano derecha entre el corazón y el índice.
- Sus dedos corazón y anular entre el índice y el pulgar del receptor.

Deslice sus dedos bajo el dorso de la mano del receptor de manera que sus pulgares queden libres para presionar la cara interna de la muñeca y la palma. Gire las manos hacia fuera de manera que los lados de las palmas del receptor se estiren hacia abajo y queden arqueadas. Presione de manera intensa en todos los puntos a los que llegue. Masajee los puntos P 8 y LU 10.

BENEFICIOS TERAPÉUTICOS
Estira la palma hasta liberar el tejido fibrótico. P 8 calma y LU 10 alivia el dolor en el pulgar.

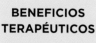

MÚSCULOS ESTIRADOS Y PRESIONADOS

7 Presión de rodilla a mano
Estirados: FLEXORES DE LA MUÑECA

8 Presión de manos entrelazadas
Estirados: FLEXORES DE LA MANO

9 Rotación de muñeca
Estirados: FLEXORES y EXTENSORES DE LA MUÑECA y DE LA MANO

10 Tracción de brazos
Estirados: TRAPECIO, DELTOIDES, INFRAESPINOSO, ROMBOIDES, BÍCEPS, PECTORAL MAYOR

9 ROTACIÓN DE MUÑECA

Sujete el antebrazo del receptor cerca de la muñeca y entrelacen los dedos de las manos para rotar la muñeca con firmeza, primero hacia un lado y después hacia el otro.

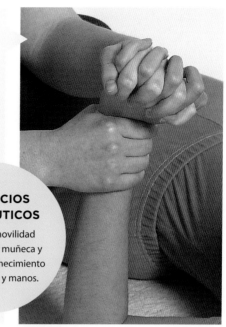

BENEFICIOS TERAPÉUTICOS

Mejora la movilidad general de la muñeca y alivia el entumecimiento de muñecas y manos.

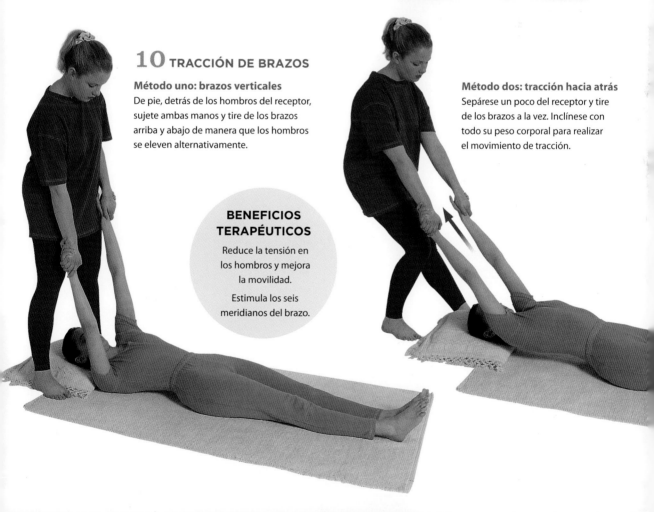

10 TRACCIÓN DE BRAZOS

Método uno: brazos verticales
De pie, detrás de los hombros del receptor, sujete ambas manos y tire de los brazos arriba y abajo de manera que los hombros se eleven alternativamente.

Método dos: tracción hacia atrás
Sepárese un poco del receptor y tire de los brazos a la vez. Inclínese con todo su peso corporal para realizar el movimiento de tracción.

BENEFICIOS TERAPÉUTICOS

Reduce la tensión en los hombros y mejora la movilidad.

Estimula los seis meridianos del brazo.

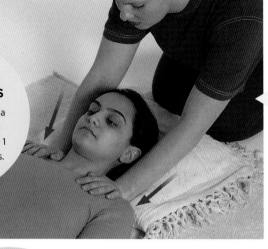

BENEFICIOS TERAPÉUTICOS

El punto GB 21 elimina la tensión del cuello y los hombros, y el LU 1 tonifica los pulmones.

11 PRESIÓN DE HOMBROS

Arrodíllese detrás de la cabeza del receptor. Presione la parte superior de los hombros con las manos para estirar los músculos. A continuación, presione de manera alternativa con un movimiento suave de balanceo. Masajee el punto GB 21 con los pulgares. Finalmente, presione con los pulgares la clavícula y la parte superior de los músculos pectorales. Amase el punto LU 1.

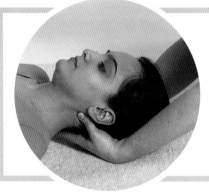

12 PRESIÓN DE CUELLO

Sujete la base de la cabeza del receptor con una mano, elevándola ligeramente. Con la otra mano masajee con el pulgar los músculos del cuello, de arriba abajo, siguiendo los meridianos de la vesícula biliar y la vejiga. Masajee los puntos GB 20 y BL 10.

Gire la cabeza ligeramente a un lado y masajee con el pulgar el músculo esternocleidomastoideo. Cambie de mano y repita en el otro lado.

13 ESTIRAMIENTO DE CUELLO

Coloque las dos manos debajo de la parte baja del cuello del receptor y tire hacia usted para realizar una tracción suave del cuello. Repita varias veces. Manteniendo una ligera tracción, presione con los dedos el tejido blando situado detrás de la base del cráneo. Mantenga durante un minuto. Deje que el peso de la cabeza genere la presión.

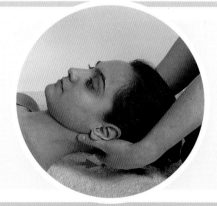

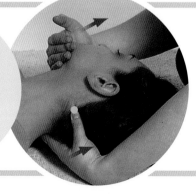

BENEFICIOS TERAPÉUTICOS

Relaja los músculos del cuello, alivia los dolores de cabeza y mejora la movilidad del cuello.

14 TRACCIÓN DE CABEZA GIRADA

Coloque la mano derecha debajo de la barbilla del receptor y la izquierda bajo la base del cráneo. Ejerza la misma presión con ambas manos. Tire de la cabeza hacia atrás con mucho cuidado. Mantenga el estiramiento durante al menos diez segundos.

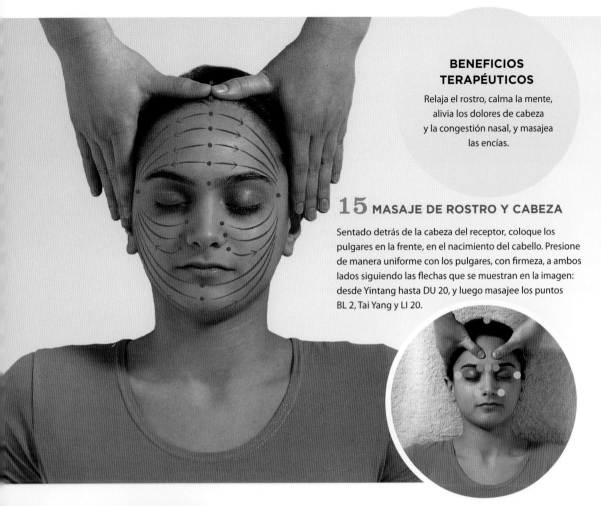

Relaja el rostro, calma la mente, alivia los dolores de cabeza y la congestión nasal, y masajea las encías.

15 MASAJE DE ROSTRO Y CABEZA

Sentado detrás de la cabeza del receptor, coloque los pulgares en la frente, en el nacimiento del cabello. Presione de manera uniforme con los pulgares, con firmeza, a ambos lados siguiendo las flechas que se muestran en la imagen: desde Yintang hasta DU 20, y luego masajee los puntos BL 2, Tai Yang y LI 20.

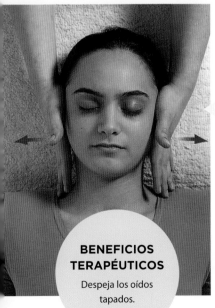

16 MASAJE DE OREJAS

Cubra las orejas del receptor con las palmas de las manos para crear un efecto de succión. Mantenga la posición durante treinta segundos y suelte.

BENEFICIOS TERAPÉUTICOS

Despeja los oídos tapados.

MÚSCULOS ESTIRADOS Y PRESIONADOS

11 **Presión de hombros**
Presionado: TRAPECIO

12 **Presión de cuello**
Presionados:
ESTERNOCLEIDOMASTOIDEO,
ELEVADOR DE LA ESCÁPULA

14 **Tracción de cabeza girada**
Estirados:
ESTERNOCLEIDOMASTOIDEO,
TRAPECIO, ERECTOR DE LA
COLUMNA, ELEVADOR DE
LA ESCÁPULA

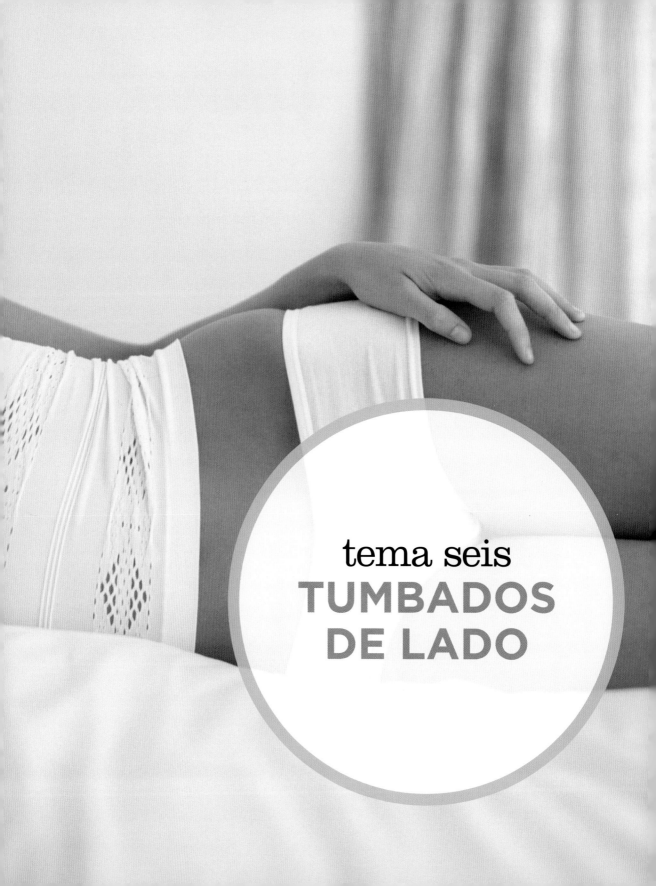

tema seis
**TUMBADOS
DE LADO**

Las técnicas que se explican en este tema dan acceso a las líneas *sen*/los meridianos en la posición lateral y proporcionan la oportunidad de llegar a músculos que no se pueden tratar de manera eficaz en otras posturas. Cada parte del cuerpo se trata por turnos, primero con el receptor tumbado de un lado para someterse a las técnicas 1-23, y después repitiendo en el otro lado. Si decide realizar solo algunas de las técnicas descritas, no olvide repetirlas en el otro lado del cuerpo. Consulte las técnicas básicas de presión y manipulación del capítulo 2 (*véanse* páginas 42-51).

SEN/MERIDIANOS EN POSICIÓN LATERAL

Las líneas *sen*/los meridianos de las piernas y la espalda se describen y se ilustran anatómicamente en los temas dos y siete (*véanse* páginas 64 y 122). En la posición lateral, la pierna doblada expone la línea **Sen 2** (meridiano chino de la vesícula biliar), que trata el dolor en la parte lateral de la cadera y la pierna, y la **Sen 3** (meridiano chino

de la vejiga), que influye poderosamente en los órganos internos y refuerza la espalda.

La parte posterior de la pierna recta también deja expuesta la línea **Sen 3** (meridiano chino de la vejiga).

A cada lado de la columna vertebral solo hay una línea *sen*. El meridiano chino de la vejiga cuenta con dos líneas.

— **Sen 2**

— **Sen 3**

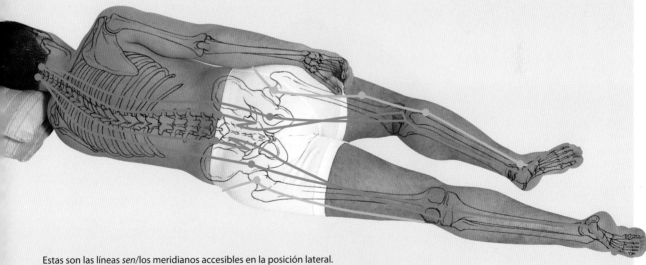

Estas son las líneas *sen*/los meridianos accesibles en la posición lateral.

1 PRESIÓN SOBRE LA CARA POSTERIOR DE LA PIERNA EXTENDIDA

Método uno: presión con las palmas de las manos (inferior) Coloque la pierna derecha del receptor en un ángulo de 90° con respecto al cuerpo. Con los brazos rectos, presione con las dos palmas la línea *sen* interna/los meridianos del riñón, el bazo y el hígado de la pierna recta. Con su peso corporal genere una presión profunda. Masajee hacia fuera desde la rodilla y vuelva atrás varias veces con un ritmo uniforme y un movimiento lento adelante y atrás. Luego, masajee toda la pierna con las palmas en mariposa.

BENEFICIOS TERAPÉUTICOS

La presión en la línea *sen*/ meridianos internos favorece el correcto funcionamiento de los órganos abdominales y evita la hinchazón de piernas.

Método dos: progresión con los pulgares (derecha) Empezando en la parte inferior e interna de la pierna, presione con los pulgares siguiendo los canales de energía. Presione los puntos K 3, SP 6 y SP 9.

2 PRESIÓN DE PIERNA FLEXIONADA

Masajee con las palmas de las manos la línea *sen* 3/el meridiano de la vesícula biliar de la pierna flexionada del receptor. Luego, realice una progresión con los pulgares en la parte inferior de la pierna para continuar en la superior. Masajee los puntos GB 31, GB 34, GB 40 y ST 36.

BENEFICIOS TERAPÉUTICOS

La presión de la línea *sen* 3/ meridiano de la vesícula biliar libera el estancamiento en los músculos, mejora la flexibilidad y alivia el dolor en las piernas.

MÚSCULOS ESTIRADOS Y PRESIONADOS

1 Presión sobre la cara posterior de la pierna extendida
Presionados: SÓLEO, GASTROCNEMIO, ISQUIOTIBIALES, ADUCTOR

2 Presión de pierna flexionada
Presionados: GLÚTEO MAYOR, BÍCEPS FEMORAL, TENSOR DE LA FASCIA LATA, VASTO LATERAL, TRACTO ILIOTIBIAL

3 Presión alrededor de la articulación de la cadera
Presionados: GLÚTEO MAYOR, BÍCEPS FEMORAL, RECTO FEMORAL, TENSOR DE LA FASCIA LATA

4 Prensado de uva individual lateral
Presionados: ISQUIOTIBIALES, GLÚTEO MAYOR, ADUCTORES, RECTO INTERNO

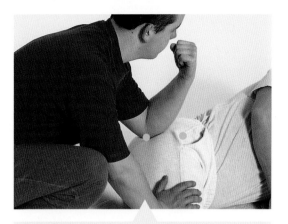

3 PRESIÓN ALREDEDOR DE LA ARTICULACIÓN DE LA CADERA

Con la pierna derecha del receptor todavía flexionada, presione profundamente con los pulgares y las palmas alrededor de la articulación de la cadera. Por último, presione con el codo los puntos GB 30, GB 29 y BL 54, apoyándose de forma gradual con el peso del cuerpo a fin de incrementar la presión.

BENEFICIOS TERAPÉUTICOS

Maravillosamente eficaz en el tratamiento de la ciática y el dolor de cadera.

4 PRENSADO DE UVA INDIVIDUAL LATERAL

Sujete los tobillos del receptor y utilice su pie derecho para presionar el muslo arriba y abajo en la *sen* 3/el meridiano de la vejiga. Genere presión inclinándose hacia atrás y estirando las dos piernas del receptor.

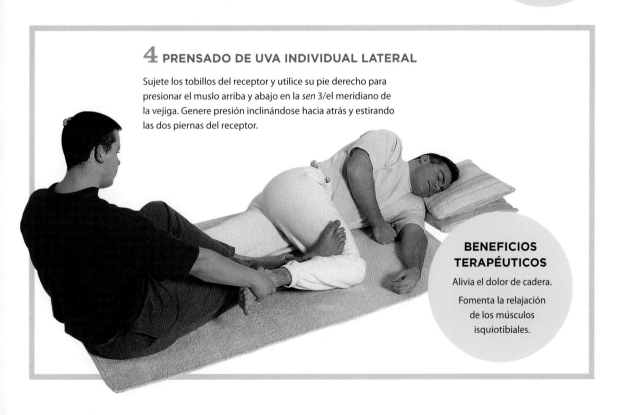

BENEFICIOS TERAPÉUTICOS

Alivia el dolor de cadera.

Fomenta la relajación de los músculos isquiotibiales.

5 PRENSADO LATERAL DE UVA INDIVIDUAL Y DE PARRA RETORCIDA

Cuando acabe la técnica anterior, sitúe el pie detrás de la rodilla derecha del receptor y cruce el pie derecho del receptor sobre su espinilla derecha. Coloque los dedos del pie detrás de su rodilla y sujete el talón con la mano derecha. Presione el muslo arriba y abajo utilizando el pie izquierdo.

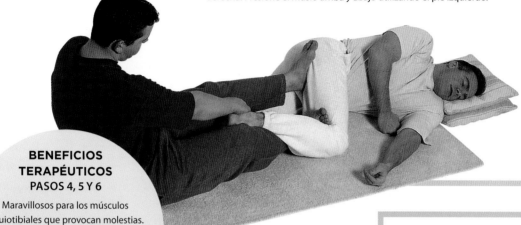

BENEFICIOS TERAPÉUTICOS
PASOS 4, 5 Y 6

Maravillosos para los músculos isquiotibiales que provocan molestias. El dolor de una ciática intensa en la pierna también responde bien a estos tratamientos. Dejan una sensación de calor y una gran ligereza en la pierna.

6 STOP EN Z LATERAL

Siga exactamente el mismo método que se emplea para esta técnica en la posición supina (*véase* página 72).

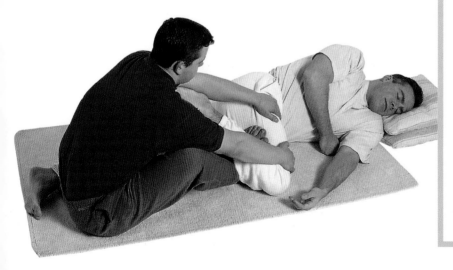

MÚSCULOS ESTIRADOS Y PRESIONADOS

5 Prensado lateral de uva individual y de parra retorcida
Presionados: ISQUIOTIBIALES, GLÚTEO MAYOR, ADUCTORES, RECTO INTERNO

6 Stop en Z lateral
Estirado: CUÁDRICEPS
Presionados: ISQUIOTIBIALES, CUÁDRICEPS

7 Presión de muslos y pantorrillas con los pies y con apoyo en una silla
Presionados: GASTROCNEMIO, SÓLEO, ISQUIOTIBIALES

8 Presión de espalda en posición lateral
Presionados: ERECTOR DE LA COLUMNA, DORSAL ANCHO, GLÚTEO MAYOR, CUADRADO LUMBAR, TRAPECIO, INFRAESPINOSO, ROMBOIDES MAYOR Y MENOR

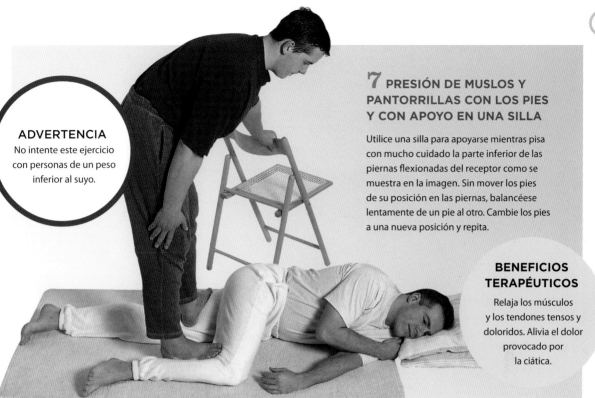

ADVERTENCIA

No intente este ejercicio
con personas de un peso
inferior al suyo.

7 PRESIÓN DE MUSLOS Y PANTORRILLAS CON LOS PIES Y CON APOYO EN UNA SILLA

Utilice una silla para apoyarse mientras pisa
con mucho cuidado la parte inferior de las
piernas flexionadas del receptor como se
muestra en la imagen. Sin mover los pies
de su posición en las piernas, balancéese
lentamente de un pie al otro. Cambie los pies
a una nueva posición y repita.

BENEFICIOS TERAPÉUTICOS

Relaja los músculos
y los tendones tensos y
doloridos. Alivia el dolor
provocado por
la ciática.

BENEFICIOS TERAPÉUTICOS

Separa los músculos de la
columna, aliviando así el dolor
y la tensión en la espalda.
Estimula el flujo de energía
en los órganos internos.

8 PRESIÓN DE ESPALDA EN POSICIÓN LATERAL

Método uno: masaje con las palmas de las manos (inferior)
Arrodíllese detrás del receptor y asegúrese de que la pierna izquierda de
este se encuentra flexionada hacia delante para disponer de un buen apoyo
cuando aplique presión en la espalda. Con un movimiento de balanceo,
presione con las palmas la línea *sen*/el meridiano de la vejiga a la izquierda
de la columna.

Método dos: presión con los pulgares
(derecha) Progrese con los pulgares
en las mismas líneas de la espalda.
Masajee los puntos BL 25 y BL 26.

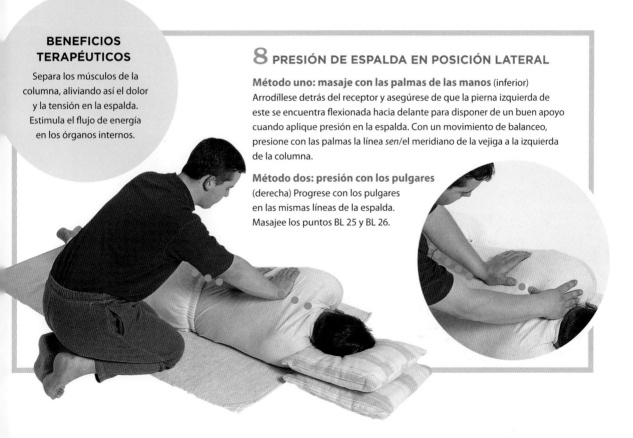

9 ROTACIÓN DE HOMBRO

Sujete al receptor con firmeza por el hombro derecho, con las dos manos. Gire el hombro hasta donde su flexibilidad le permita. Masajee el punto GB 20. Presione el punto GB 21 y realice un estiramiento hacia atrás. Masajee los puntos GB 20, LI 15 y SJ 14.

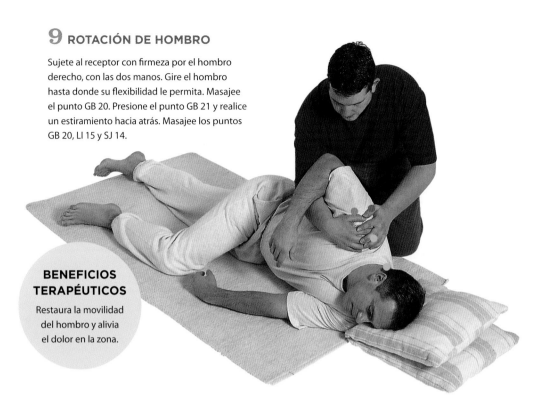

BENEFICIOS TERAPÉUTICOS

Restaura la movilidad del hombro y alivia el dolor en la zona.

10 ROTACIÓN DE HOMBRO CON PALANCA DE CODO

Continúe en la posición inicial anterior y coloque su codo derecho en la parte baja de la derecha de la columna, en el punto BL 25. Inclínese hacia delante de manera que pueda utilizar el codo como palanca contra la cual podrá tirar del hombro al mismo tiempo que gira.

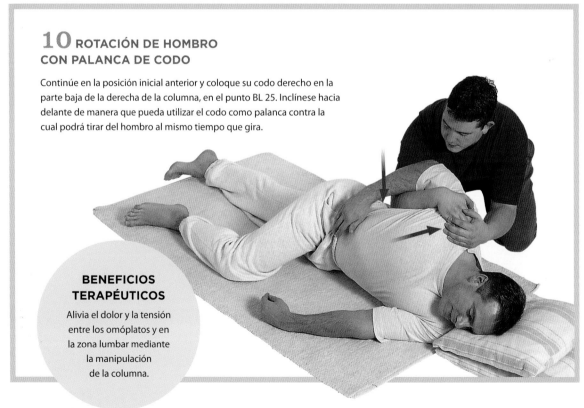

BENEFICIOS TERAPÉUTICOS

Alivia el dolor y la tensión entre los omóplatos y en la zona lumbar mediante la manipulación de la columna.

11 PRESIÓN SOBRE EL BRAZO APOYADO EN LA RODILLA

Extienda el brazo derecho del receptor y colóquelo sobre su rodilla izquierda. De manera lenta y firme, masajee varias veces con la palma arriba y abajo la línea *sen* 1/meridiano del pulmón y la *sen* 2/meridiano del pericardio. Presione debajo de la clavícula en el punto LU 1 mientras estira el brazo hacia atrás.

BENEFICIOS TERAPÉUTICOS

Estira los músculos pectorales y favorece la liberación miofascial del deltoides y los bíceps.

MÚSCULOS ESTIRADOS Y PRESIONADOS

9 Rotación de hombro
Estirados: TRAPECIO SUPERIOR, PECTORAL MAYOR, INFRAESPINOSO, ROMBOIDES MENOR Y MAYOR

10 Rotación de hombro con palanca de codo
Estirados: PECTORAL MAYOR, TRAPECIO, ESTERNOCLEIDOMASTOIDEO, ELEVADOR DE LA ESCÁPULA

11 Presión sobre el brazo apoyado en la rodilla
Presionados: BÍCEPS, DELTOIDES, FLEXORES DE MUÑECAS Y MANOS

12 Estiramiento lateral del brazo vertical
Estirados: PECTORAL MAYOR, TRAPECIO, ROMBOIDES, REDONDO MAYOR, INFRAESPINOSO

12 ESTIRAMIENTO LATERAL DEL BRAZO VERTICAL

Sujete la mano y la muñeca derechas del receptor y coloque la parte externa de su pierna derecha contra la espalda del receptor, entre los omóplatos. Inclínese hacia atrás y tire verticalmente hacia arriba y atrás del brazo, que quedará estirado contra la parte inferior de su pierna derecha. Mantenga la posición máxima durante unos segundos y relaje. Repita varias veces.

BENEFICIOS TERAPÉUTICOS

Mejora la movilidad del hombro.

Alivia la tensión y el dolor en la zona del codo.

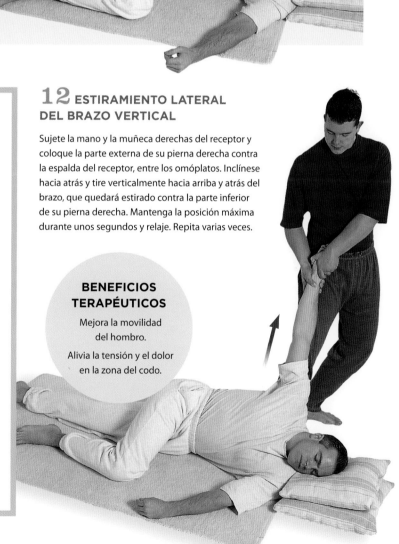

MÚSCULOS ESTIRADOS Y PRESIONADOS

13 Tracción de brazo en posición lateral
Estirados: DORSAL ANCHO, REDONDO MAYOR, SUBESCAPULAR

14 Presión de brazo contra el costado
Presionados: DELTOIDES, BÍCEPS, TRÍCEPS, EXTENSORES DE MANOS Y MUÑECAS

15 Estiramiento de brazo en la postura del triángulo
Estirados: DORSAL ANCHO, TRÍCEPS, PECTORAL MAYOR, FLEXORES DE MANOS Y MUÑECAS, ABDOMINALES OBLICUOS, CUADRADO LUMBAR, REDONDO MAYOR

16 Torsión vertebral de hombro a rodilla opuesta
Estirados: ABDOMINALES OBLICUOS, CUADRADO LUMBAR, GLÚTEO MAYOR, PECTORAL MAYOR
Presionados: PECTORAL MAYOR, VASTO LATERAL, CUÁDRICEPS

BENEFICIOS TERAPÉUTICOS

Abre las articulaciones del hombro y el codo, y estimula la circulación sanguínea y linfática.

Favorece y mantiene la movilidad de las articulaciones, lo que resulta especialmente beneficioso para la rigidez de los hombros y el «codo de tenista».

13 TRACCIÓN DE BRAZO EN POSICIÓN LATERAL

Cambie de posición para tirar del brazo del receptor hacia atrás por encima de la cabeza. Relaje y repita dos o tres veces. Mantenga la posición extrema durante unos segundos en cada repetición.

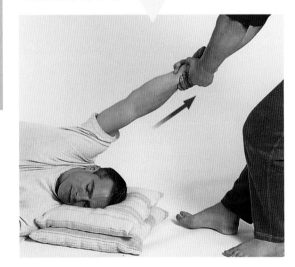

14 PRESIÓN DE BRAZO CONTRA EL COSTADO

Coloque el brazo derecho estirado sobre el costado. Presione y progrese con los pulgares, con ambas manos, siguiendo las líneas *sen* externas del brazo/los meridianos del intestino grueso, Sanjiao y del intestino delgado (*véase* página 101). Masajee los puntos LI 15, SJ 14, SJ 10 y LI 11. Presione la muñeca y el hombro hacia fuera para estirar el brazo.

BENEFICIOS TERAPÉUTICOS

Estimula el flujo en los canales de energía, lo que contribuye a un equilibrio energético general.

15 ESTIRAMIENTO DE BRAZO EN LA POSTURA DEL TRIÁNGULO

Flexione el brazo del receptor por el codo y coloque la mano detrás de la cabeza con los dedos hacia el hombro. Masajee con la palma la zona superior expuesta del brazo y el costado hasta las caderas. Estire el costado con cuidado, presionando el punto SJ 10 del codo y el GB 29 de la cadera.

BENEFICIOS TERAPÉUTICOS

Estira músculos del costado del cuerpo que rara vez experimentan una extensión acusada.

16 TORSIÓN VERTEBRAL DE HOMBRO A RODILLA OPUESTA

Con la mano izquierda sobre el hombro derecho del receptor y la otra mano en la rodilla izquierda, presione hacia abajo y afuera con cuidado para generar un buen estiramiento al mismo tiempo que gira la columna. Mantenga esa posición unos segundos.

BENEFICIOS TERAPÉUTICOS

Favorece la flexibilidad de la columna y alivia el dolor de espalda.

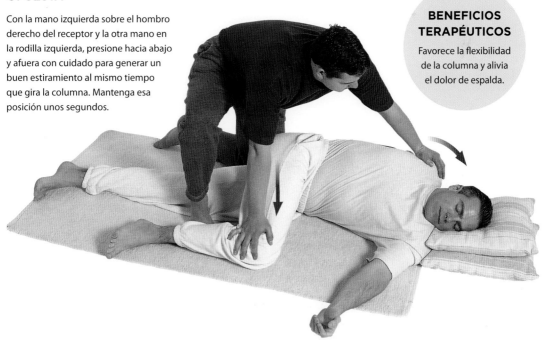

17 FLEXIÓN DE CADERA DE RODILLA A RODILLA

Colóquese encima de la pierna izquierda del receptor y presiónela con fuerza con su pierna izquierda. Sujete el tobillo derecho del receptor y coloque su rodilla derecha detrás de la suya mientras presiona la cadera derecha. Luego, empuje hacia delante y balancee la rodilla para generar una serie de flexiones intensas de cadera.

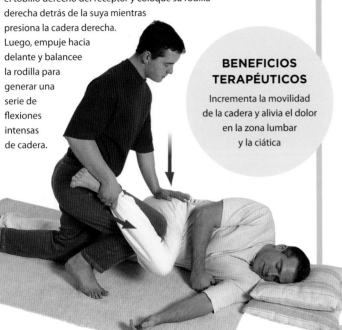

BENEFICIOS TERAPÉUTICOS

Incrementa la movilidad de la cadera y alivia el dolor en la zona lumbar y la ciática

MÚSCULOS ESTIRADOS Y PRESIONADOS

17 Flexión de cadera de rodilla a rodilla
Estirados: GLÚTEO MAYOR, RECTO FEMORAL
Presionados: ISQUIOTIBIALES, GLÚTEO MAYOR

18 Estiramiento horizontal de pierna cruzada
Estirados: GLÚTEO MAYOR, PIRIFORME, ISQUIOTIBIALES, GASTROCNEMIO, SÓLEO
Presionados: GLÚTEO MAYOR, TENSOR DE LA FASCIA LATA

19 Estiramiento de cadera con giro de rodilla
Estirados: CUÁDRICEPS, RECTO INTERNO, SARTORIO, ADUCTORES, ILÍACO, PSOAS MAYOR
Presionado: GLÚTEO MAYOR

20 Arco lateral de espalda
Estirados: CUÁDRICEPS, PSOAS MAYOR, ILÍACO, RECTO ABDOMINAL, PECTORAL MAYOR
Presionados: ERECTOR DE LA COLUMNA, GLÚTEO MAYOR

BENEFICIOS TERAPÉUTICOS

Mejora la flexibilidad de la cadera y alivia la ciática y la tensión en glúteos, zona lumbar e isquiotibiales.

18 ESTIRAMIENTO HORIZONTAL DE PIERNA CRUZADA

Estire la pierna derecha sobre la cadera izquierda. Sujete el tobillo derecho y presione el punto GB 29 de la cadera derecha. Con su rodilla presionando la línea *sen*/el meridiano de la vejiga, estire la pierna recta con cuidado empujándola hacia la cabeza del receptor.

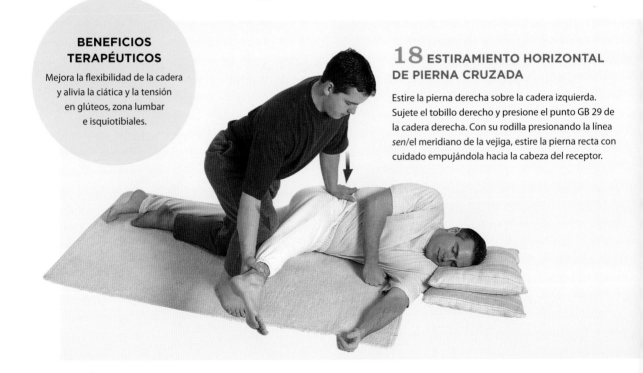

19 ESTIRAMIENTO DE CADERA CON GIRO DE RODILLA

Coloque la rodilla izquierda en el centro del glúteo derecho
del receptor, en el punto GB 30. Sujete la pierna derecha
y tire hacia usted. Utilice la rodilla a modo de pivote para
generar un gran estiramiento en los músculos de la parte
delantera de la cadera y el muslo. Mantenga un minuto
y repita varias veces.

**BENEFICIOS
TERAPÉUTICOS**

El punto GB 30
es fundamental para
aliviar el dolor de cadera
y la ciática.

20 ARCO LATERAL DE ESPALDA

Siéntese detrás del receptor con las piernas estiradas. Coloque
los pies de manera que el derecho se apoye en el arco pélvico
y el izquierdo en la región lumbar.

Tire del brazo y la pierna del receptor hacia usted; inclínese
hacia atrás para empujar la espalda contra sus pies, creando
así una forma de arco con el brazo, la columna y la pierna.
Mantenga el estiramiento durante un minuto o más.

**BENEFICIOS
TERAPÉUTICOS**

Mejora la flexibilidad de la columna
hacia atrás y alivia el dolor
en la zona lumbar.

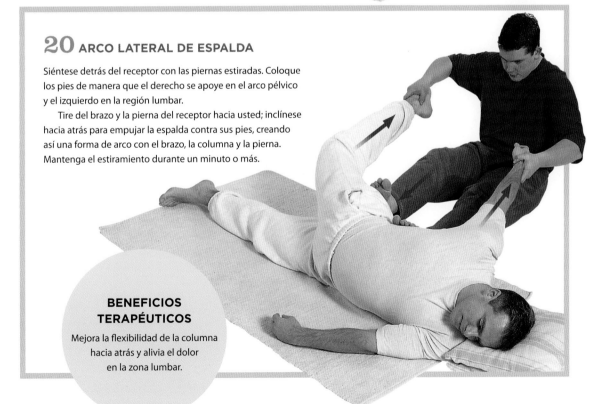

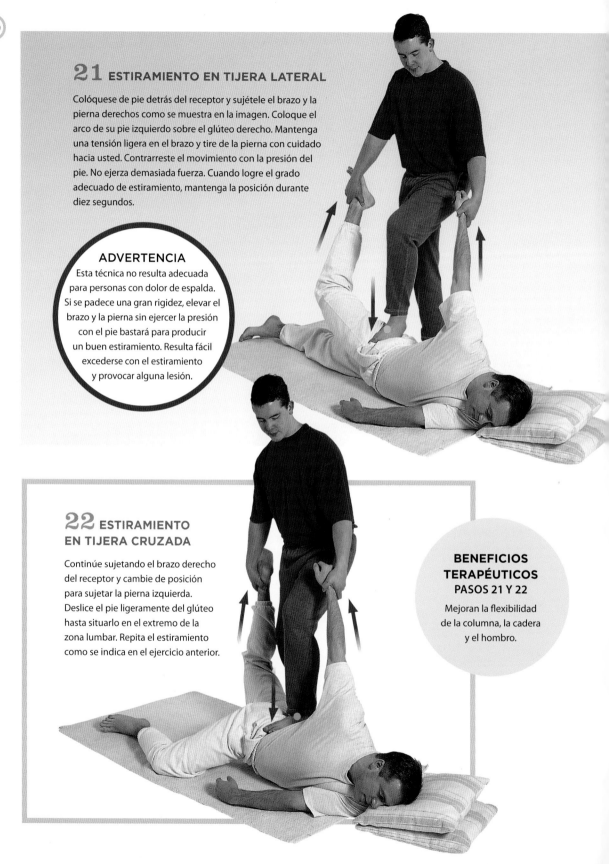

21 ESTIRAMIENTO EN TIJERA LATERAL

Colóquese de pie detrás del receptor y sujétele el brazo y la pierna derechos como se muestra en la imagen. Coloque el arco de su pie izquierdo sobre el glúteo derecho. Mantenga una tensión ligera en el brazo y tire de la pierna con cuidado hacia usted. Contrarreste el movimiento con la presión del pie. No ejerza demasiada fuerza. Cuando logre el grado adecuado de estiramiento, mantenga la posición durante diez segundos.

ADVERTENCIA

Esta técnica no resulta adecuada para personas con dolor de espalda. Si se padece una gran rigidez, elevar el brazo y la pierna sin ejercer la presión con el pie bastará para producir un buen estiramiento. Resulta fácil excederse con el estiramiento y provocar alguna lesión.

22 ESTIRAMIENTO EN TIJERA CRUZADA

Continúe sujetando el brazo derecho del receptor y cambie de posición para sujetar la pierna izquierda. Deslice el pie ligeramente del glúteo hasta situarlo en el extremo de la zona lumbar. Repita el estiramiento como se indica en el ejercicio anterior.

BENEFICIOS TERAPÉUTICOS
PASOS 21 Y 22

Mejoran la flexibilidad de la columna, la cadera y el hombro.

MÚSCULOS ESTIRADOS Y PRESIONADOS

21 Estiramiento en tijera lateral
Estirados: RECTO ABDOMINAL, ILÍACO, PSOAS MAYOR, ADUCTORES, PECTORAL MAYOR, SARTORIO
Presionado: VASTO LATERAL

22 Estiramiento en tijera cruzada
Estirados: como el estiramiento en tijera lateral
Presionado: VASTO LATERAL

23 Tracción de columna con giro
Estirados: CUADRADO LUMBAR, TRAPECIO, REDONDO MAYOR, ERECTOR DE LA COLUMNA, DELTOIDES, ROMBOIDES MENOR Y MAYOR, INFRAESPINOSO, SUBESCAPULAR
Presionado: GLÚTEO MAYOR

24 Torsión vertebral con alzamiento
Estirados: CUADRADO LUMBAR, TRAPECIO, REDONDO MAYOR, ERECTOR DE LA COLUMNA, ROMBOIDES MAYOR Y MENOR, INFRAESPINOSO, SUBESCAPULAR

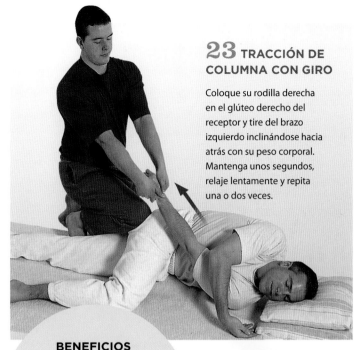

23 TRACCIÓN DE COLUMNA CON GIRO

Coloque su rodilla derecha en el glúteo derecho del receptor y tire del brazo izquierdo inclinándose hacia atrás con su peso corporal. Mantenga unos segundos, relaje lentamente y repita una o dos veces.

BENEFICIOS TERAPÉUTICOS PASOS 23 Y 24

Estiran el meridiano del intestino delgado, con el consiguiente alivio de la rigidez en los hombros y el dolor muscular entre los omóplatos.

24 TORSIÓN VERTEBRAL CON ALZAMIENTO

Doble la pierna derecha del receptor formando un ángulo de 90° por delante. Coloque su pie derecho bajo la rodilla flexionada y el izquierdo en la estera de manera que el borde interno de su pierna quede apoyado con firmeza en la zona lumbar del receptor.

Sujete la muñeca izquierda, como se muestra en la imagen, e inclínese hacia atrás utilizando su peso corporal para elevar al receptor. Mantenga la posición unos segundos y baje lentamente. Repita dos veces.

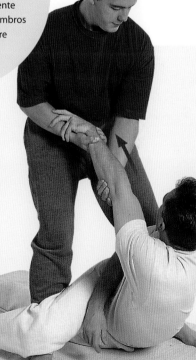

ADVERTENCIA

No practique este ejercicio con personas que se hayan sometido a una operación de columna, como una fusión lumbar o una laminectomía, que padezcan osteoporosis o de peso muy superior al suyo.

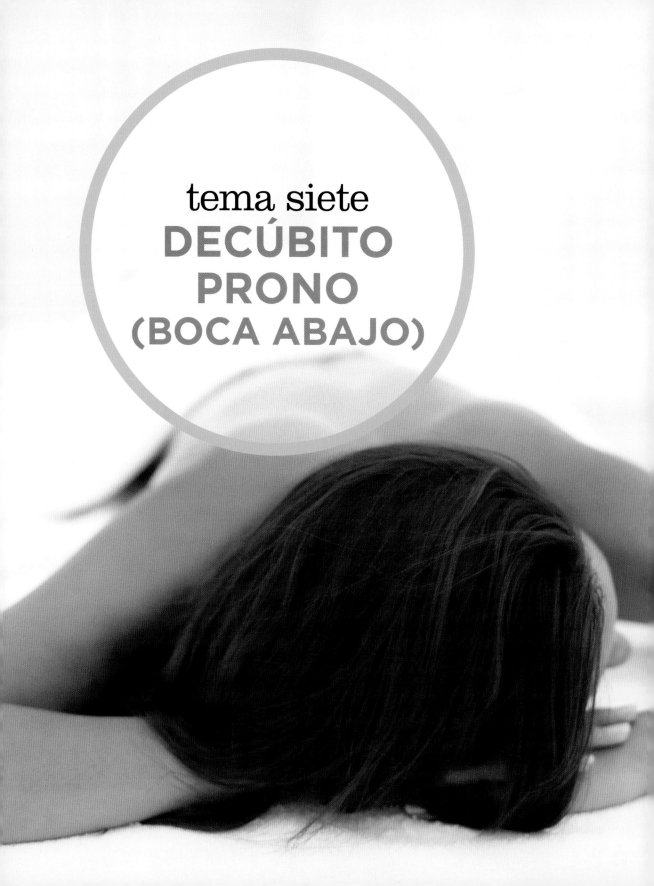

tema siete
DECÚBITO PRONO (BOCA ABAJO)

El equilibro energético en todo el cuerpo solo se puede conseguir presionando las líneas *sen*/los meridianos de la vejiga a ambos lados de la columna. El flujo de energía en esa zona influye en todos los sistemas corporales y en la salud y el bienestar de todo el cuerpo. Las intensas manipulaciones que se explican en este tema refuerzan la columna y ayudan a tratar todo tipo de problemas de espalda.

Consulte las técnicas básicas de presión y manipulación del capítulo 2 (*véanse* páginas 42-51). El flujo de energía en las piernas y las caderas relaja los músculos y mejora la movilidad de la zona lumbar y todas las articulaciones de piernas y caderas.

SEN/MERIDIANOS DE LA ESPALDA

Existe una sola línea *sen* a cada lado de la columna. En cambio, el meridiano chino de la vejiga cuenta con dos líneas: la interna se encuentra a unos tres centímetros, y la externa, a siete centímetros de la línea central de la columna.

El meridiano de la vejiga empieza en el ojo y acaba en el borde externo del dedo meñique del pie, siguiendo un canal continuo de energía. En el trabajo corporal tailandés, las presiones se realizan desde los pies subiendo por los glúteos. La línea *sen*/el meridiano posterior de la vejiga empieza entre el hueso del tobillo y el tendón de Aquiles y sube por la línea central de la parte posterior de la pierna.

El meridiano chino de la vejiga, que representa la línea *sen* tailandesa de la espalda, recorre toda la longitud de la columna a ambos lados. La presión centrada en ese meridiano fomenta la salud y la flexibilidad de todo el cuerpo.

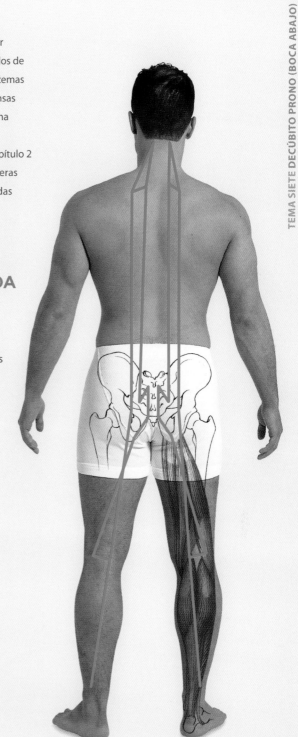

1 PRESIÓN DE PIES EN POSICIÓN ERGUIDA

Equilibre el peso en los dedos de los pies e inclínese hacia atrás para presionar con los talones el punto K 1 y las plantas de los pies del receptor. Realice un sutil movimiento de balanceo adelante y atrás con los pies.

NOTA: asegúrese de que los pies del receptor reposan sobre un acolchado adecuado para realizar este ejercicio.

BENEFICIOS TERAPÉUTICOS

Mejora la circulación sanguínea con la separación de los huesos de los metatarsos. El punto K 1 refuerza la columna.

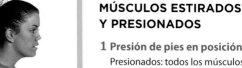

MÚSCULOS ESTIRADOS Y PRESIONADOS

1 Presión de pies en posición erguida
Presionados: todos los músculos intrínsecos de los pies

2 Presión de la parte posterior de piernas y glúteos
Presionados: GASTROCNEMIO, SÓLEO, ISQUIOTIBIALES

3 Presión de talón sobre glúteo
Estirados: TIBIAL ANTERIOR, CUÁDRICEPS, FLEXORES DEL PIE

4 Presión de muslo y tracción de pie
Estirados: TIBIAL ANTERIOR, FLEXORES DEL PIE
Presionados: ISQUIOTIBIALES

5 Tracción de pie
Estirados: TIBIAL ANTERIOR, CUÁDRICEPS, FLEXORES DEL PIE
Presionados: ISQUIOTIBIALES, GASTROCNEMIO

2 PRESIÓN DE LA PARTE POSTERIOR DE PIERNAS Y GLÚTEOS

Método uno: presión con las palmas y los pulgares
Arrodíllese y presione con las palmas las dos piernas desde los tobillos hasta el borde de los glúteos. Presione con los pulgares la línea *sen* central/el meridiano de la vejiga de las piernas. Concéntrese en los puntos BL 57, BL 40, BL 37 y BL 36 (*véase* página 65). Repita varias veces.

Método dos:
Presione en mariposa
Presione cada pierna en mariposa, por turnos, varias veces.

BENEFICIOS TERAPÉUTICOS

La presión del meridiano de la vejiga libera las adherencias miofasciales, lo que previene y trata el dolor lumbar.

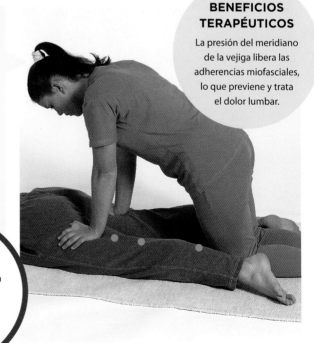

ADVERTENCIA

No masajee de manera intensa las zonas con venas varicosas visibles.

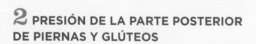

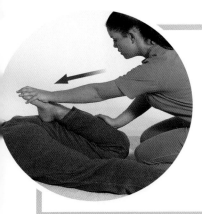

3 PRESIÓN DE TALÓN SOBRE GLÚTEO

Presione el pie derecho del receptor hacia los glúteos hasta donde le resulte cómodo. Al mismo tiempo, utilice los nudillos de la palma de su mano derecha para presionar la línea *sen* 1/meridiano del estómago, que se encuentra junto al punto donde comienza la tibia (*véase* página 65).

BENEFICIOS TERAPÉUTICOS

Estira los cuádriceps, con el consiguiente alivio de tensión, y mejora la movilidad de tobillos y rodillas.

4 PRESIÓN DE MUSLO Y TRACCIÓN DE PIE

Sujete el pie del receptor con las dos manos y coloque su pie derecho en la parte posterior del muslo, en la línea *sen* 3/meridiano de la vejiga, cerca del pliegue de la rodilla. Tire de la parte inferior de la pierna en vertical y mantenga unos segundos. Repita subiendo progresivamente por el muslo y centrándose en el punto BL 37.

BENEFICIOS TERAPÉUTICOS

Alivia el dolor de la ciática y en los músculos isquiotibiales. Fomenta la flexibilidad del tobillo y estimula los canales de energía.

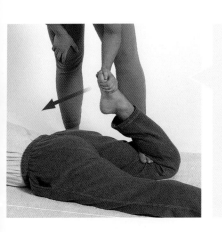

5 TRACCIÓN DE PIE

Coloque su pie izquierdo detrás de la rodilla derecha del receptor y presione el pie hacia el glúteo.

BENEFICIOS TERAPÉUTICOS

Mejora la movilidad de las articulaciones de tobillo y rodilla. Alivia la tensión y los espasmos en pantorrillas isquiotibiales.

BENEFICIOS TERAPÉUTICOS

Alivia el dolor en la zona lumbar y la cadera, así como la ciática.

6 ELEVACIÓN DE PIERNA HACIA ATRÁS ERGUIDO

Sitúese de cara a los pies del receptor, sujete el tobillo derecho y eleve la pierna hacia atrás, hasta donde resulte cómodo.

Repita las técnicas 3-6 en la otra pierna.

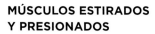

MÚSCULOS ESTIRADOS Y PRESIONADOS

6 Elevación de pierna hacia atrás erguido
Estirados: ILÍACO, PSOAS MAYOR, CUÁDRICEPS, SARTORIO

7 Presión de pies sobre glúteos
Estirados: TIBIAL ANTERIOR, CUÁDRICEPS, FLEXORES DEL PIE, SÓLEO

8 Presión en medio loto invertido
Presionados: ISQUIOTIBIALES, VASTO LATERAL, GASTROCNEMIO, PERONEO LARGO

9 Flexión de pierna en medio loto invertido
Estirados: TIBIAL ANTERIOR, CUÁDRICEPS, PSOAS MAYOR, ADUCTORES, SARTORIO
Presionados: ISQUIOTIBIALES, VASTO LATERAL

10 Elevación de pierna en medio loto invertido
Estirados: PSOAS MAYOR, CUÁDRICEPS, ILÍACO
Presionado: SACROESPINAL

BENEFICIOS TERAPÉUTICOS

Incrementa la movilidad de pies, tobillos y rodillas.

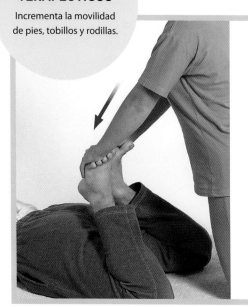

7 PRESIÓN DE PIES SOBRE GLÚTEOS

Método uno (izquierda)
Empuje los pies del receptor hacia los glúteos al mismo tiempo que presiona el tercio anterior de los pies.

Método dos (derecha)
Cruce las piernas del receptor y presione los pies hacia los glúteos. Vuelva a cruzarlas colocando encima la que antes estaba debajo y repita.

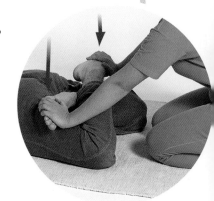

8 PRESIÓN EN MEDIO LOTO INVERTIDO

Doble la pierna derecha del receptor en la posición de medio loto de manera que la parte superior del pie descanse sobre el muslo izquierdo, detrás del pliegue de la rodilla. Presione con la palma y el pulgar la línea *sen* externa 2/el meridiano de la vesícula biliar de la pierna flexionada (*véase* página 65). Masajee el punto GB 30.

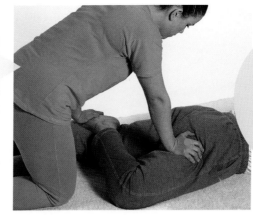

BENEFICIOS TERAPÉUTICOS

Alivia el dolor y la tensión en la cadera y los muslos.

BENEFICIOS TERAPÉUTICOS

Mejora la flexibilidad en las articulaciones de cadera y rodilla. Trata el dolor crónico en la región sacroilíaca.

9 FLEXIÓN DE PIERNA EN MEDIO LOTO INVERTIDO

Desde la misma posición de medio loto, sujete el pie izquierdo del receptor, como se muestra en la imagen, y empújelo hacia el glúteo. Al mismo tiempo, presione el otro muslo.

10 ELEVACIÓN DE PIERNA EN MEDIO LOTO INVERTIDO

Mantenga la postura de medio loto de las piernas y sujete el pie izquierdo del receptor con ambas manos. Coloque el pie derecho sobre la zona lumbar, en los puntos BL 25 y BL 26, y no utilice el peso corporal cuando eleve la pierna.

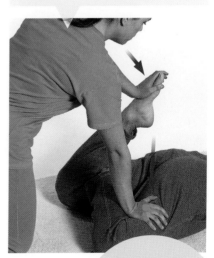

ADVERTENCIA

Solo podrá levantar la pierna hasta casi la posición vertical si el receptor es muy flexible.

BENEFICIOS TERAPÉUTICOS

Estimula el flujo sanguíneo y el drenaje linfático. Trata el dolor y los espasmos en los isquiotibiales, y la ciática.

BENEFICIOS TERAPÉUTICOS

Ayuda en caso de dolor lumbar, de cadera y ciática.

11 ELEVACIÓN DE PIERNA HACIA ATRÁS CON RODILLA O MANO A GLÚTEO

Método uno (inferior)
Coloque su rodilla derecha sobre el glúteo derecho del receptor (BL 54 o GB 30) y levante la pierna con la mano izquierda debajo de la rodilla. Utilice su rodilla como pivote y la mano derecha como sujeción.

Método dos (imagen circular)
Con los nudillos de su mano derecha presionando los puntos BL 25 y BL 26, eleve la pierna derecha flexionada contra la presión de su mano.

BENEFICIOS TERAPÉUTICOS
PASOS 12 Y 13

Alivian la tensión y el dolor en la parte delantera de las caderas, así como la ciática y el dolor en la zona lumbar.

12 ELEVACIÓN DE PIERNA HACIA ATRÁS CON PIE A GLÚTEO O ESPALDA

Sujete el pie derecho del receptor con las dos manos y eleve la pierna. Coloque su pie izquierdo sobre la zona lumbar e inclínese hacia atrás para tirar de la pierna contra la presión de su pie.

MÚSCULOS ESTIRADOS Y PRESIONADOS

11 Elevación de pierna hacia atrás con rodilla o mano a glúteo
Estirados: RECTO INTERNO, CUÁDRICEPS
Presionado: GLÚTEO MAYOR

12 Elevación de pierna hacia atrás con pie a glúteo o espalda
Estirados: ILÍACO, PSOAS MAYOR, CUÁDRICEPS
Presionados: GLÚTEO MAYOR, SACROESPINAL

13 Elevación de pierna en vaivén hacia atrás
Estirados: PSOAS MAYOR, ILÍACO, CUÁDRICEPS, SARTORIO
Presionado: GLÚTEO MAYOR

14 Presión íntima de pantorrilla y muslo
Estirados: GLÚTEOS, BÍCEPS FEMORAL, VASTO LATERAL
Presionados: GLÚTEOS, BÍCEPS FEMORAL, VASTO LATERAL

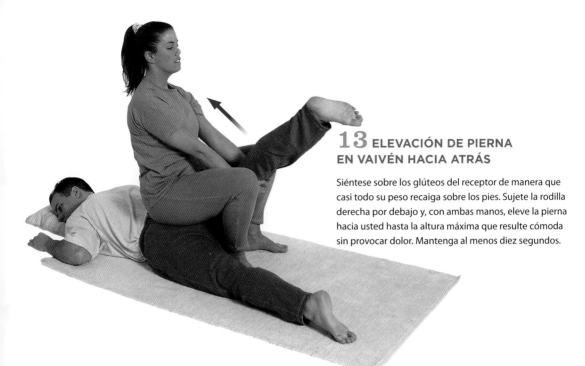

13 ELEVACIÓN DE PIERNA EN VAIVÉN HACIA ATRÁS

Siéntese sobre los glúteos del receptor de manera que casi todo su peso recaiga sobre los pies. Sujete la rodilla derecha por debajo y, con ambas manos, eleve la pierna hacia usted hasta la altura máxima que resulte cómoda sin provocar dolor. Mantenga al menos diez segundos.

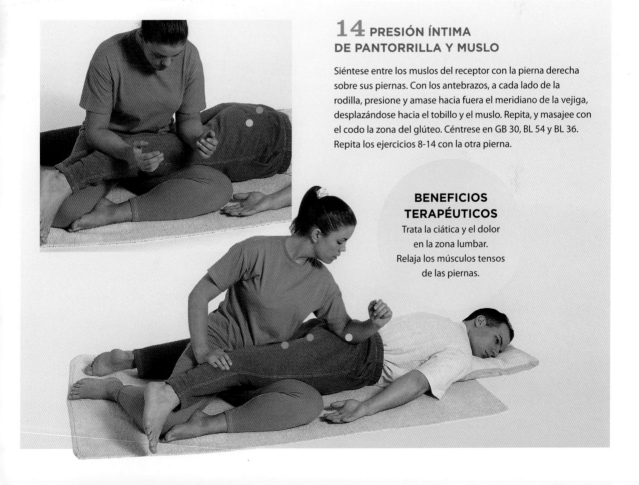

14 PRESIÓN ÍNTIMA DE PANTORRILLA Y MUSLO

Siéntese entre los muslos del receptor con la pierna derecha sobre sus piernas. Con los antebrazos, a cada lado de la rodilla, presione y amase hacia fuera el meridiano de la vejiga, desplazándose hacia el tobillo y el muslo. Repita, y masajee con el codo la zona del glúteo. Céntrese en GB 30, BL 54 y BL 36. Repita los ejercicios 8-14 con la otra pierna.

BENEFICIOS TERAPÉUTICOS

Trata la ciática y el dolor en la zona lumbar. Relaja los músculos tensos de las piernas.

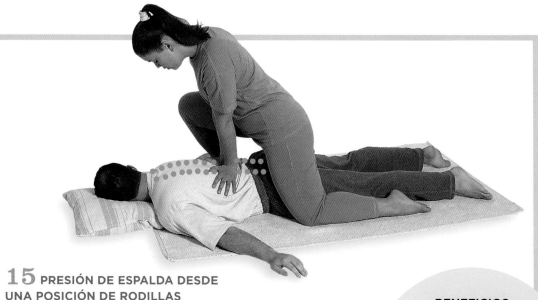

15 PRESIÓN DE ESPALDA DESDE UNA POSICIÓN DE RODILLAS

Método uno: presión con las palmas de las manos (superior)

Arrodíllese con una pierna y coloque la otra a horcajadas sobre el receptor. Con las palmas de las manos a cada lado de la columna, masajee de manera lenta y profunda siguiendo la línea *sen*/el meridiano de la vejiga, entre las regiones sacrolumbar y torácica superior. Mantenga los brazos rectos y utilice el peso corporal para generar la presión adecuada. Acabe masajeando los brazos con las palmas de las manos.

Método dos: presión con los pulgares (superior)

Empezando a ambos lados de BL 26, masajee con los pulgares cada uno de los puntos de la vejiga situados a unos tres centímetros de la línea central de la columna, en la línea *sen*/meridiano interno de la vejiga.

Método tres: presión con los codos

Repita el ejercicio anterior presionando con los codos.

BENEFICIOS TERAPÉUTICOS

Estimula el flujo de energía en la espalda. Libera la fascia tensa y fibrótica en los músculos de la espalda y alivia el lumbago, la ciática y el dolor provocado por un disco desplazado.

Mejora el flujo de energía en la espalda y en todos los órganos afectados por el meridiano de la vejiga.

Método cuatro (inferior)

Esta es una variación del método uno. De rodillas sobre los muslos, justo por debajo de los glúteos, presione toda la espalda con las palmas o los pulgares.

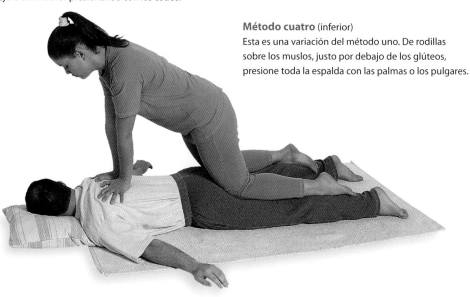

MÚSCULOS ESTIRADOS Y PRESIONADOS

15 Presión de espalda desde una posición de rodillas
Presionados: ERECTOR DE LA COLUMNA, TRAPECIO, ROMBOIDES MENOR Y MAYOR, CUADRADO LUMBAR

16 Cobra de rodillas
Estirados: PECTORAL MAYOR, DELTOIDES, RECTO ABDOMINAL, PSOAS, ILÍACO, SERRATO ANTERIOR
Presionados: ISQUIOTIBIALES

ADVERTENCIA

Tenga cuidado cuando realice los ejercicios de la cobra. Por motivos de seguridad, los movimientos deben ser ejecutados en todo momento con suavidad y sin brusquedades.

Muchas personas sentirán un verdadero malestar si intenta separar los hombros de la estera más de un par de centímetros. Este estiramiento debe ser realizado únicamente con personas que están en forma y gozan de cierta flexibilidad. No intente ninguna de las técnicas de la cobra con personas que pesen más que usted, con personas mayores y con aquellas que tengan problemas de discos intervertebrales.

16 COBRA DE RODILLAS

Arrodíllese sobre los muslos del receptor y sujétense por las muñecas. Inclínese hacia atrás y utilice su propio peso para elevar el torso en la postura de la cobra. Mantenga al menos diez segundos.

La vida actual nos proporciona pocas oportunidades de flexionar la columna hacia atrás. Para asegurarse de que el receptor mantenga una columna sana y sin dolores, las flexiones tienen que ser hacia delante y hacia atrás. En la página siguiente se indican los beneficios terapéuticos de este ejercicio.

PROGRAMA DEL TRABAJO CORPORAL TAILANDÉS

17 COBRA EN TABURETE

Método uno

Flexione las piernas del receptor desde las rodillas en un ángulo de 90° de manera que las plantas de los pies miren hacia arriba. Siéntese con cuidado en las pies y apoye gran parte de su peso en sus propios pies. Presione la espalda con las palmas de las manos como se indica en el ejercicio 15. Levante los brazos del receptor hacia atrás y coloque las muñecas sobre sus muslos. Sitúe sus manos sobre la parte delantera de los hombros y elévelos del suelo utilizando su peso corporal al mismo tiempo que se inclina hacia atrás. Mantenga la postura treinta segundos. Repita dos veces.

BENEFICIOS TERAPÉUTICOS
PASOS 16, 17 Y 18

La flexión intensa y sostenida de la espalda hacia atrás ejercita las articulaciones y los músculos asociados entre las vértebras, en especial las lumbares. La movilidad y la flexibilidad de la columna mejoran, la tensión y el dolor en la zona lumbar y entre los omóplatos se alivian, y se incrementa la movilidad de los hombros. Además, aumenta el flujo de energía en los canales *sen* de la espalda.

Método dos

El receptor cruza las manos detrás de la cabeza. Repita la elevación sujetando los hombros como en el método uno o por debajo de las axilas.

18 COBRA ERGUIDA

Se necesita un equilibrio considerable para realizar esta técnica correctamente. Colóquese de pie sobre los muslos del receptor, en el punto BL 36 (imagen circular). Los dedos de los pies deben mirar hacia fuera, y los arcos cubrirán el borde inferior de los glúteos. Inclínese hacia delante, sujete al receptor por las muñecas y, con los brazos rectos, inclínese hacia atrás controlando el peso con los pies. Eleve lentamente al receptor en la postura de la cobra (inferior). La flexibilidad de la columna hacia atrás varía mucho de una persona a otra; realice la primera elevación con cuidado para determinar hasta dónde puede llegar sin causar molestias. Mantenga cada elevación hasta un minuto. Repita tres veces.

ADVERTENCIA

Muchas personas sentirán un verdadero malestar si intenta separar los hombros de la estera más de un par de centímetros. Este estiramiento debe ser realizado únicamente con personas que gozan de cierta flexibilidad. No intente ninguna de las técnicas de la cobra con personas que pesen más que usted, con personas mayores y con aquellas que tengan problemas de discos intervertebrales.

MÚSCULOS ESTIRADOS Y PRESIONADOS
PASOS 17 Y 18

Presionados: ISQUIOTIBIALES
Estirados: PECTORAL MAYOR, DELTOIDES, REDONDO MAYOR, RECTO ABDOMINAL, PSOAS MAYOR, ILÍACO, TRAPECIO, INFRAESPINOSO, SUPRAESPINOSO, SERRATO ANTERIOR

19 LA CARRETILLA

Sujete al receptor por los tobillos y eleve las piernas. Al mismo tiempo, coloque un pie sobre el sacro de manera que los dedos toquen la parte inferior de la zona lumbar. Aplique una presión ligera. Eleve las piernas de manera que se estiren los muslos del receptor hasta donde le resulte cómodo. Mantenga la postura unos treinta segundos.

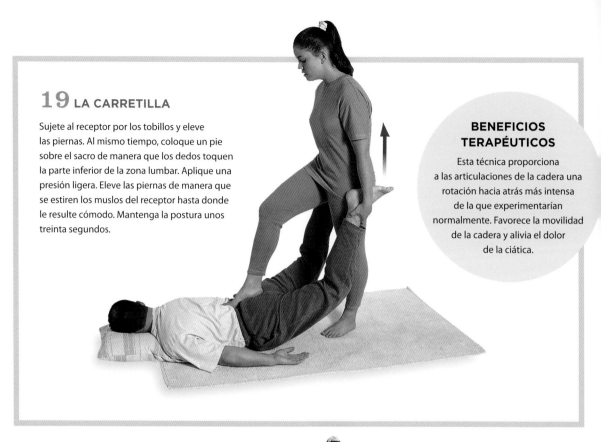

BENEFICIOS TERAPÉUTICOS

Esta técnica proporciona a las articulaciones de la cadera una rotación hacia atrás más intensa de la que experimentarían normalmente. Favorece la movilidad de la cadera y alivia el dolor de la ciática.

20 ESTIRAMIENTOS EN TIJERA LATERAL Y CRUZADA

Los métodos para estos estiramientos son idénticos a los empleados para la misma técnica pero con el receptor en posición de lado (*véase* página 120), con una excepción: el talón de su pie se sitúa en los puntos BL 25 y BL 26. Repita en el otro lado.

ADVERTENCIA

Este estiramiento intenso no resulta adecuado para las personas mayores y las que sufren de dolor de espalda en el momento de realizar el ejercicio.

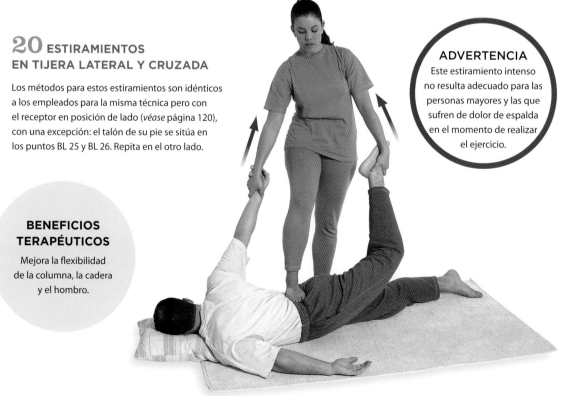

BENEFICIOS TERAPÉUTICOS

Mejora la flexibilidad de la columna, la cadera y el hombro.

21 PRESIÓN DE RODILLA A PANTORRILLA

Siéntese sobre el sacro o la región lumbar del receptor. La posición exacta dependerá de la distancia necesaria para que sus rodillas presionen los músculos de las pantorrillas. Sujete los tobillos del receptor y elévelos hacia usted, situando sus rodillas de manera que los músculos de las pantorrillas reciban el estiramiento.

BENEFICIOS TERAPÉUTICOS

Relaja los músculos espasmódicos de la pantorrilla y mejora el flujo de energía en la parte inferior de la pierna.

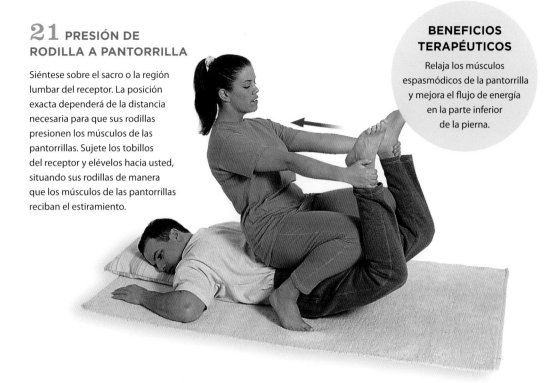

MÚSCULOS ESTIRADOS Y PRESIONADOS

19 La carretilla
Estirados: PSOAS, ILÍACO, SARTORIO, RECTO FEMORAL

20 Estiramientos en tijera lateral y cruzada
Estirados: PECTORAL MAYOR, SARTORIO, PSOAS MAYOR, ILÍACO
Presionados: ERECTOR DE LA COLUMNA

21 Presión de rodilla a pantorrilla
Estirados: CUÁDRICEPS, PSOAS
Presionados: GASTROCNEMIO, SÓLEO

22 Cobra íntima
Estirados: PSOAS, ILÍACO, SUPRAESPINOSO, INFRAESPINOSO, SERRATO ANTERIOR, PECTORAL MAYOR, DELTOIDES, RECTO ABDOMINAL

22 COBRA ÍNTIMA

Arrodíllese y sitúese entre los muslos del receptor, elevándolos de manera que descansen sobre sus caderas. Sujete los brazos del receptor por encima de los codos (el receptor, a su vez, debe sujetarse a sus antebrazos). Inclínese hacia atrás con su peso corporal para que el receptor adopte la postura de la cobra. Mantenga al menos diez segundos.

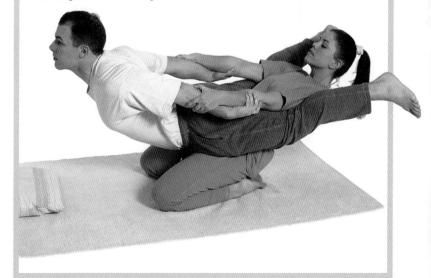

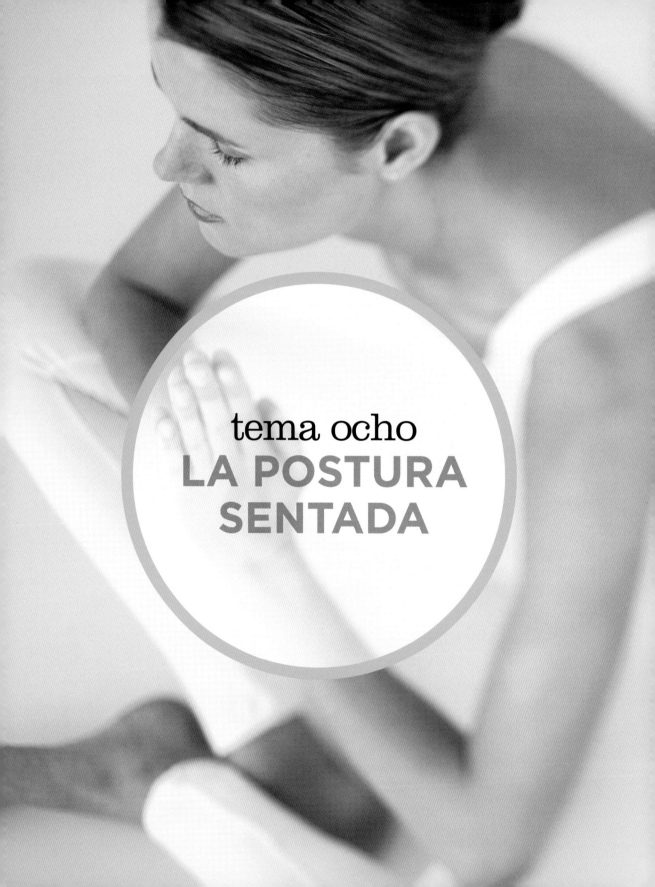

tema ocho
LA POSTURA SENTADA

Los bloqueos del flujo de energía entre el tronco y la cabeza, como los dolores de cabeza, se eliminan con las técnicas que se explican en esta parte de la rutina de trabajo corporal. Además, la tensión en el cuello y los hombros se relaja mediante las técnicas de presión y estiramiento. Algunos ejercicios son adecuados para tratar la tensión en los hombros, otros consisten en manipular la columna. En el capítulo 2 (*véanse* páginas 42-51) se explican las técnicas básicas de presión y manipulación. Las líneas *sen*/los meridianos que se muestran en la imagen representan las secciones superiores de los meridianos chinos de la vejiga, la vesícula biliar y el intestino delgado. Conviene presionarlos cuando se trata el cuello y los hombros en la postura sentada.

SEN/MERIDIANOS DEL CUELLO Y LOS HOMBROS

Sen 3 de la pierna/Meridiano chino de la vejiga

Pasa justo por debajo de la base del cráneo, a unos dos centímetros a un lado de la línea central, y baja hacia ambos lados de la columna, entre los omóplatos.

Sen 2 de la pierna/Meridiano chino de la vesícula biliar

Pasa a cada lado de la columna, en las acusadas depresiones inmediatamente debajo de la base del cráneo, en el punto GB 20. Continúa hasta la parte superior de los hombros, en el punto GB 21.

Sen 3 de la mano/Meridiano chino del intestino delgado

Empieza en el dedo meñique, sube por la parte posterior de la axila hasta el punto SI 9, zigzaguea sobre los omóplatos y sube por los lados del cuello.

Las *sen*/los meridianos del cuello y los hombros son:

- *Sen* 3 de la pierna/Meridiano chino de la vejiga
- *Sen* 2 de la pierna/Meridiano chino de la vesícula biliar
- *Sen* 3 de la mano/Meridiano chino del intestino delgado

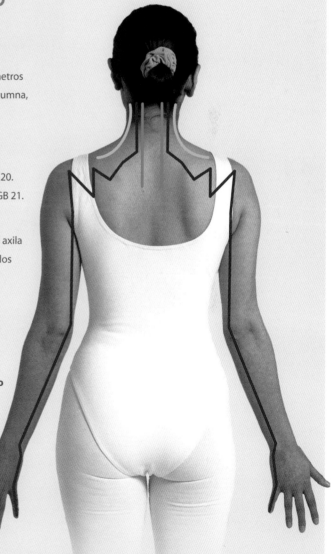

1 PRESIÓN DE HOMBROS

Método uno: presión con las palmas de las manos

Con las palmas de las manos sobre los hombros del receptor, a cada lado del cuello, presione los hombros hacia abajo de manera progresiva utilizando los nudillos de las manos. La presión debe ser lenta y sostenida durante un máximo de treinta segundos. Incremente la presión de forma gradual inclinándose más con el cuerpo.

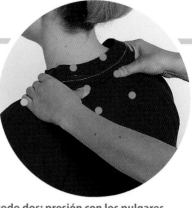

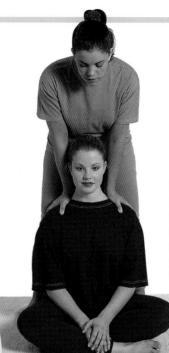

Método dos: presión con los pulgares

Presione con los pulgares la parte superior de los hombros del receptor, siguiendo los omóplatos y el tejido blando de cada lado de la columna, en el meridiano de la vejiga. Mientras va presionando, perciba los posibles nudos de tejido. Masajee con fuerza el punto GB 21 durante unos minutos.

BENEFICIOS TERAPÉUTICOS

El punto GB 21 relaja la parte superior de los hombros y el cuello, lo que ayuda a liberar el estrés diario, la tensión y el dolor. También alivia los dolores de cabeza y la tensión premenstrual.

2 MASAJE DE HOMBROS CON LOS ANTEBRAZOS

Coloque los antebrazos sobre los hombros del receptor, junto al cuello. Utilice su peso corporal para desplazar los antebrazos hacia los lados. Baje progresivamente hacia el borde externo de los hombros. Masajee con el codo el punto GB 21.

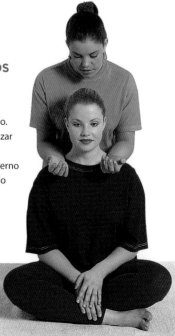

BENEFICIOS TERAPÉUTICOS

Esta técnica refuerza todos los beneficios del ejercicio anterior.

MÚSCULOS ESTIRADOS Y PRESIONADOS

1 Presión de hombros
Presionados: TRAPECIO, ELEVADOR DE LA ESCÁPULA, ERECTOR DE LA COLUMNA, ROMBOIDES MAYOR Y MENOR

2 Masaje de hombros con los antebrazos
Presionados: TRAPECIO, ELEVADOR DE LA ESCÁPULA, ERECTOR DE LA COLUMNA

3 Presión de cuello con los pulgares
Presionados: TRAPECIO, ESPLENIO DE LA CABEZA

4 Presión de cuello con las manos entrelazadas
Presionados: ERECTOR DE LA COLUMNA, ELEVADOR DE LA ESCÁPULA, ESPLENIO DE LA CABEZA

5 Estiramiento de cuello y hombros
Estirado: ESTERNOCLEIDOMASTOIDEO

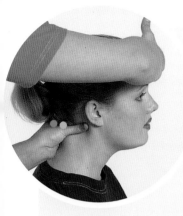

3 PRESIÓN DE CUELLO CON LOS PULGARES

Sujete la frente del receptor con una mano mientras utiliza la otra para presionar con el pulgar y el índice los músculos de cada lado de la columna. Utilice una acción de «estrujón». Trabaje desde la base del cuello hasta la región situada inmediatamente debajo del cráneo. Masajee los puntos GB 20 y BL 10. Cambie de mano para tratar el otro lado. Repita varias veces.

BENEFICIOS TERAPÉUTICOS

Libera la energía estancada en el cuello. El punto GB 20 relaja la tensión muscular en el cuello y alivia los dolores de cabeza y las migrañas.

4 PRESIÓN DE CUELLO CON LAS MANOS ENTRELAZADAS

Incline la cabeza del receptor, entrelace los dedos de ambas manos y presione con los pulgares con una acción de pinza, subiendo y bajando por el cuello a ambos lados de la columna, en el meridiano de la vejiga. Extienda gradualmente los pulgares para acceder a los músculos que se hallan más allá de la línea media del meridiano de la vesícula biliar.

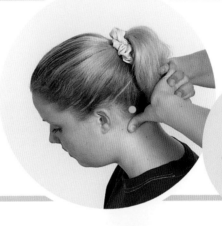

BENEFICIOS TERAPÉUTICOS

Estira los músculos esternocleidomastoideos, aliviando así la tensión en los lados del cuello.

5 ESTIRAMIENTO DE CUELLO Y HOMBROS

Entrelace las manos y sitúe la parte superior del antebrazo sobre el hombro del receptor, en el punto GB 21. Coloque el otro antebrazo con cuidado sobre la cabeza, justo encima de la oreja. Inclínese con su peso sobre el punto GB 21 y presione ligeramente la cabeza hacia el lado. Repita con el otro lado.

ADVERTENCIA

Tenga mucho cuidado de no estirar el cuello en exceso. No practique esta técnica con personas mayores y que padezcan osteoporosis.

BENEFICIOS TERAPÉUTICOS

Abre la articulación entre el omóplato y la clavícula. Beneficioso para aliviar la tensión en los hombros.

6 PALANCA DE BRAZO HACIA ATRÁS

Tome el brazo izquierdo del receptor, dóblelo por el codo y elévelo hacia atrás de manera que la mano quede sobre el hombro izquierdo. Sujétela en posición con su mano derecha mientras tira del codo hacia atrás con la izquierda. Cuando perciba cierta resistencia al movimiento, mantenga la postura durante unos segundos y suelte. Repita con el otro lado.

BENEFICIOS TERAPÉUTICOS

Abre la articulación entre el omóplato y la clavícula. Beneficioso para aliviar la tensión en los hombros.

MÚSCULOS ESTIRADOS Y PRESIONADOS

6 Palanca de brazo hacia atrás
Estirados: PECTORAL MAYOR, TRÍCEPS, DORSAL ANCHO, REDONDO MAYOR Y MENOR, SUBESCAPULAR

7 Palanca de codo giratoria
Estirados: PECTORAL MAYOR, DORSAL ANCHO, SUBESCAPULAR, REDONDO MAYOR Y MENOR, DELTOIDES, TRÍCEPS, INFRAESPINOSO Y SUPRAESPINOSO
Presionado: TRAPECIO

8 Palmeo cubital en los hombros
Presionado: TRAPECIO

9 Presión de hombros con los pulgares con llave de brazo
Estirado: PECTORAL MAYOR
Presionados: INFRAESPINOSO Y SUPRAESPINOSO

10 Palanca lateral de brazo en postura sentada
Estirados: ESTERNOCLEIDOMASTOIDEO, TRAPECIO, ELEVADOR DE LA ESCÁPULA, REDONDO MAYOR Y MENOR, ERECTOR DE LA COLUMNA, SUBESCAPULAR, CUADRADO LUMBAR, DORSAL ANCHO

7 PALANCA DE CODO GIRATORIA

Levante el brazo izquierdo del receptor y entrelace los dedos de la mano con los de su mano derecha. Coloque el codo con cuidado en el músculo trapecio, en el punto GB 21. Inclínese con su peso corporal. Utilice el codo como pivote mientras eleva el codo del receptor hacia atrás con la otra mano. Mantenga durante 30 segundos. Repita varias veces y con el otro brazo.

BENEFICIOS TERAPÉUTICOS

Favorece la movilidad del brazo y alivia la tensión y el dolor en cuello y hombros.

BENEFICIOS TERAPÉUTICOS

El palmeo cubital ejerce un efecto muy relajante en los hombros y la parte alta de la espalda.

8 PALMEO CUBITAL EN LOS HOMBROS

Coloque las dos manos juntas, con los dedos separados y tocándose en las puntas. Palmee las áreas musculosas de los hombros y entre los omóplatos.

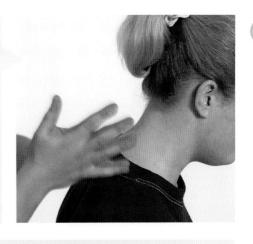

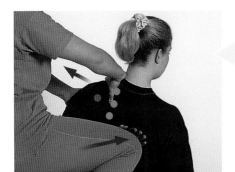

9 PRESIÓN DE HOMBROS CON LOS PULGARES CON LLAVE DE BRAZO

Coloque el brazo izquierdo del receptor en la espalda y sujete la mano en su posición con su rodilla derecha. Presione con los pulgares la zona musculosa del borde interno del omóplato, arriba y abajo, en el meridiano de la vejiga. Masajee el punto SI 11. Utilice la mano izquierda para empujar el hombro hacia atrás con cada presión de los pulgares. Repita con el otro brazo.

BENEFICIOS TERAPÉUTICOS

Alivia la rigidez y el dolor en cuello y hombros.

10 PALANCA LATERAL DE BRAZO EN POSTURA SENTADA

Arrodíllese de manera que su rodilla izquierda descanse sobre el muslo del receptor. Coloque la palma de la mano izquierda del receptor sobre el lado de la cabeza y sujete el hombro. El otro brazo del receptor reposará sobre su muslo. Sujete el hombro derecho para que disponga de un buen apoyo. Empuje el codo izquierdo para realizar una flexión lateral intensa del cuello y el torso hacia la derecha. Mantenga unos segundos y repita con el otro lado.

BENEFICIOS TERAPÉUTICOS

Mejora la flexibilidad lateral de la columna y alivia el dolor y la tensión en el cuello. Estira de manera eficaz los músculos de los lados del torso.

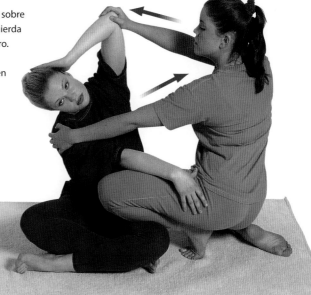

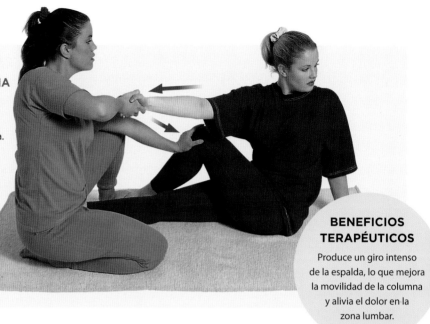

11 GIRO DE COLUMNA EN POSTURA SENTADA

El receptor se sienta con la pierna izquierda cruzada sobre la derecha. Utilice el brazo izquierdo para sujetar la rodilla y el pie izquierdo para mantener el pie izquierdo del receptor en su lugar. Tire del brazo derecho del receptor al mismo tiempo que empuja la rodilla izquierda para producir un buen giro de columna. Repita con el otro lado.

BENEFICIOS TERAPÉUTICOS

Produce un giro intenso de la espalda, lo que mejora la movilidad de la columna y alivia el dolor en la zona lumbar.

MÚSCULOS ESTIRADOS Y PRESIONADOS

11 Giro de columna en postura sentada
Estirados: BÍCEPS, DORSAL ANCHO, TRAPECIO, ROMBOIDES, PIRIFORME, TENSOR DE LA FASCIA LATA

12 Presión de cabeza a rodillas
Estirado: ERECTOR DE LA COLUMNA
Presionado: ERECTOR DE LA COLUMNA

13 Estiramiento de hombros en mariposa
Estirados: PECTORAL MAYOR, DORSAL ANCHO, REDONDO MAYOR Y MENOR, INFRAESPINOSO Y SUPRAESPINOSO, TRÍCEPS, DELTOIDES, SUBESCAPULAR

14 Manipulación en mariposa
Estirados: ERECTOR DE LA COLUMNA (cuello y espalda), CUADRADO LUMBAR

12 PRESIÓN DE CABEZA A RODILLAS

Empuje la parte superior del torso del receptor hacia delante, lentamente, hasta que perciba un punto de gran resistencia. Las personas flexibles tocarán las rodillas con la cabeza. Presione con las palmas y golpee a ambos lados de la columna y en la línea *sen*/meridiano de la vejiga. Puede repetir esta técnica con el receptor con las piernas cruzadas.

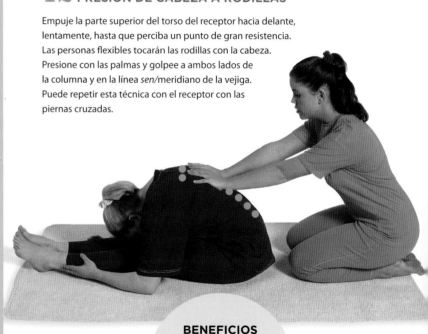

BENEFICIOS TERAPÉUTICOS

Mejora la flexibilidad de la columna hacia delante. Tonifica los órganos internos.

13 ESTIRAMIENTO DE HOMBROS EN MARIPOSA

Pida al receptor que coloque las manos cruzadas detrás del cuello. Coloque sus antebrazos delante de los del receptor y tire de ellos hacia atrás, con cuidado y lentamente, para producir un buen estiramiento de hombros. Mantenga la postura durante treinta segundos. Repita tres veces.

BENEFICIOS TERAPÉUTICOS

Alivia la tensión en los músculos de los hombros y ejerce una pequeña tracción en la parte alta de la columna. Las articulaciones de la clavícula, el esternón y la escápula se estiran, y se mejora la movilidad de los hombros.

14 MANIPULACIÓN EN MARIPOSA

Método uno

El receptor se colocará con las manos entrelazadas detrás del cuello. Pase las manos por debajo de los brazos del receptor y entrelácelas sobre las suyas. Presione para guiar al receptor hacia una postura doblada. Mantenga unos segundos. Repita varias veces.

Método dos

Repita como en el método uno, pero dirija la cabeza del receptor hacia una rodilla y después hacia la otra para producir un giro de columna

BENEFICIOS TERAPÉUTICOS

Mejora la movilidad y la flexibilidad de la columna. Alivia el dolor y la tensión en la parte baja de la espalda y en el cuello.

ADVERTENCIA

No fuerce al receptor más allá del punto en que perciba resistencia. Algunas personas se muestran muy rígidas cuando se doblan en esta dirección, en cuyo caso basta con un pequeño grado de flexión.

15 MANIPULACIÓN DE COLUMNA EN MARIPOSA CON GIRO

Mantenga la posición de la técnica anterior, pero coloque su rodilla izquierda sobre el muslo derecho del receptor para mantenerlo en su lugar. Gire el torso con cuidado, lentamente, hacia la derecha para producir un giro de columna intenso. Tenga mucho cuidado de no excederse con el estiramiento.

BENEFICIOS TERAPÉUTICOS

Produce un giro de la columna y alivia el dolor en la zona lumbar junto a los músculos principales de la columna.

ADVERTENCIA

No fuerce al receptor más allá del punto en que perciba resistencia. Algunas personas se muestran muy rígidas cuando se doblan hacia los lados, en cuyo caso basta con un pequeño grado de flexión.

BENEFICIOS TERAPÉUTICOS

Abre las articulaciones entre la clavícula y la escápula, así como la clavícula y el esternón. Se estimula el flujo de energía en los canales situados a ambos lados de la columna, aliviando así la rigidez y el dolor en la zona lumbar.

16 ESTIRAMIENTO CON PIES EN ESPALDA

Siéntese detrás del receptor y sujétele por las muñecas. Coloque sus pies a ambos lados de la columna, con los dedos nivelados en el extremo inferior de los omóplatos. Tire de los brazos y presione con los pies para lograr un estiramiento de hombros hacia atrás intenso. Puede recorrer la espalda con pasos alternos muy pequeños bajando hasta la zona lumbar.

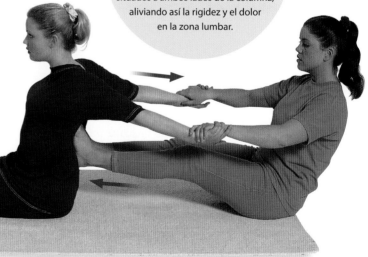

MÚSCULOS ESTIRADOS Y PRESIONADOS

15 Manipulación de columna en mariposa con giro
Estirados: ERECTOR DE LA COLUMNA (cuello y espalda), CUADRADO LUMBAR, DORSAL ANCHO, PECTORAL MAYOR

16 Estiramiento con pies en espalda
Estirados: PECTORAL MAYOR, SERRATO ANTERIOR, RECTO ABDOMINAL, BÍCEPS
Presionado: ERECTOR DE LA COLUMNA

17 Manipulación en mariposa hacia atrás
Estirados: PECTORAL MAYOR, DORSAL ANCHO, REDONDO MAYOR, INFRAESPINOSO, RECTO ABDOMINAL
Presionado: ERECTOR DE LA COLUMNA

18 Manipulación de espalda con los brazos cruzados
Estirados: TRÍCEPS, TRAPECIO, ROMBOIDES, parte del ERECTOR DE LA COLUMNA
Presionado: ERECTOR DE LA COLUMNA

17 MANIPULACIÓN EN MARIPOSA HACIA ATRÁS

El receptor debe entrelazar las manos detrás del cuello. Pase sus manos por debajo de las axilas y coloque los dedos en los antebrazos del receptor. Apoye sus rodillas en la espalda, inmediatamente debajo de los omóplatos, y presione al mismo tiempo que ejerce una ligera resistencia con los brazos. Repita varias veces separando un poco las rodillas en cada repetición.

BENEFICIOS TERAPÉUTICOS

Alivia el dolor en la parte alta de la espalda y mejora la flexibilidad. Alivia la tensión en los hombros.

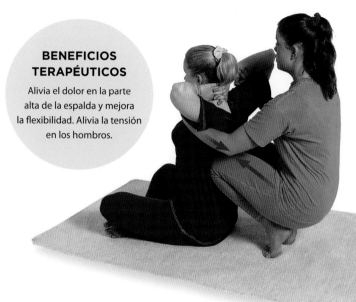

BENEFICIOS TERAPÉUTICOS

Alinea las vértebras y alivia la tensión en los hombros.

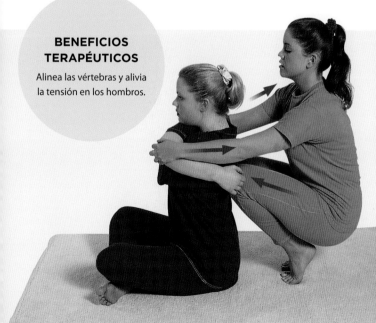

18 MANIPULACIÓN DE ESPALDA CON LOS BRAZOS CRUZADOS

Cruce los brazos del receptor por delante. Sujete el codo derecho con la mano izquierda y el codo izquierdo con la mano derecha. Coloque sus rodillas a media espalda, a ambos lados de la columna. Tire de los codos hasta que los brazos queden muy tensos sobre el pecho y presione con las rodillas. Es posible que se escuche algún crujido. Repita con las rodillas colocadas a diferentes alturas.

ADVERTENCIA

No intente este ejercicio con personas mayores o con osteoporosis.

TRATAMIENTOS PERSONALIZADOS

· · · · · · · · · · · · · · · ·

El trabajo corporal tailandés se emplea básicamente
como mantenimiento para prevenir dolores,
y no tanto como un medio para curarlos.
No obstante, las rutinas de masaje específicas
pueden aliviar algunas zonas afectadas
por un malestar severo.

Las sesiones regulares del trabajo corporal tailandés pueden restaurar rápidamente un buen tono muscular y el equilibrio entre grupos musculares antagonistas. Una vez logrado ese objetivo, se mantiene la salud de un modo que solo los practicantes de yoga más aplicados podrían desear igualar.

La eficacia de este tipo de trabajo corporal se debe a que se tratan prácticamente todos los músculos. Ninguno, ni siquiera los problemáticos, se pasa por alto si se sigue la rutina completa para la zona en cuestión.

dominar el
DOLOR

La columna es el punto principal del masaje tailandés porque una columna sana y flexible ayuda a prevenir una amplia gama de dolores crónicos a lo largo de la vida. Una gran proporción de las personas que sufren dolor de espalda no presentan problemas serios en cuanto a las estructuras de la columna. Sus problemas se deben al desequilibrio de los músculos que rodean la columna y al débil flujo de energía entre ellos. Cuando el tono de los músculos situados a un lado de la columna no se encuentra equilibrado con el de los músculos del otro lado, pueden surgir defectos posturales. Esos defectos afectan muy pronto a otras partes del cuerpo, como los hombros y las caderas, y pueden provocar dolores de cabeza, ciática y problemas de rodilla.

Los expertos en trabajo corporal tailandés son capaces de tratar dolores crónicos de todo tipo. Para aprender las técnicas resulta muy aconsejable asistir a un curso de formación. No obstante, para las personas que aprendan el arte del trabajo corporal tailandés a través de estas páginas existen algunos consejos útiles que les ayudarán a tratar a una persona aquejada de dolor crónico (por ejemplo, en la zona lumbar o en la parte superior de la espalda, ciática, dolor en los hombros o en el cuello, dolores de cabeza y dolor en los isquiotibiales). Para cada uno de esos casos se ofrece una lista con las técnicas más eficaces. Los diagramas que las acompañan indican los puntos específicos en los que una presión sostenida extra resulta muy eficaz. El tratamiento se centra especialmente en el meridiano de la vejiga y sus puntos.

RUTINAS DE MASAJES PARA ALIVIAR EL DOLOR CRÓNICO

PROBLEMAS	POSICIÓN	MANIPULACIONES TAILANDESAS
DOLOR EN LA PARTE ALTA DE LA ESPALDA Se sitúa entre los omóplatos. Los siguientes tratamientos ayudarán a aliviarlo.	**1** Decúbito prono	Presione toda la espalda durante cinco minutos haciendo hincapié en la zona por encima de la cintura. Regrese a los puntos especiales indicados para esta zona de la espalda y presione con fuerza durante cinco minutos. • **Todas las técnicas de cobra** (páginas 131-133, 135)
	2 Decúbito supino	• **Alzar la cabeza a rodillas rectas** (página 95)
	3 De costado	• **Rotación de hombro** (página 114) • **Rotación de hombro con palanca de codo** (página 114) • **Estiramiento lateral del brazo vertical** (página 115) • **Tracción de brazo en posición lateral** (página 116) • **Torsión vertebral con alzamiento** y **tracción de columna con giro** (página 121) Repita cada uno de estos ejercicios con la otra parte del cuerpo.
	4 Postura sentada	• **Palanca de brazo hacia atrás** (página 140) • **Palanca de codo giratoria** (página 140) • **Estiramiento de hombros en mariposa** (página 143) • **Estiramiento con pies en espalda** (página 144) • **Manipulación en mariposa** (página 143) • **Manipulación de espalda con los brazos cruzados** (página 145)
	5 Decúbito prono	Repita todas la presiones en la parte alta de la espalda durante cinco minutos.
DOLOR EN LA ZONA LUMBAR La siguiente rutina ayudará a aliviar el dolor en esa zona.	**1** Decúbito prono	Presione la zona lumbar a ambos lados de la columna durante al menos cinco minutos. Preste especial atención a los puntos señalados en la imagen.
	2 Decúbito supino	• **Rotación de caderas** (página 89) • **Zarandeo de piernas** (página 90) • **Balanceo de espalda** (página 90) • **El arado** (página 91) • **Balanceo de cadera** (página 79) • **Torsión vertebral de hombro a rodilla opuesta** (página 79) • **Estiramiento horizontal de pierna cruzada** (página 80) • **Balanceo de espalda en medio loto** (página 82) • **Presión de muslo en medio loto vertical** (página 83) • **Estiramiento de pierna vertical** (página 84) • **Torsión vertebral en arco y flecha** (página 89) Repita cada técnica con la otra pierna.
	3 Decúbito prono	Presione toda la espalda durante cinco minutos. • **Cobra de rodillas** (página 131)

PROBLEMAS	POSICIÓN	MANIPULACIONES TAILANDESAS
DOLOR EN LA ZONA LUMBAR (*continuación*)	**3** Decúbito prono (*continuación*)	• **Elevación de pierna hacia atrás erguido** (página 126) • **Estiramientos en tijera lateral** y **cruzada** (página 120) Repita las manipulaciones indicadas en el apartado 2.
	4 Decúbito supino	Repita las manipulaciones de la posición 2.
CIÁTICA Estas técnicas le ayudarán a tratar la ciática, producida por la neuritis del gran nervio ciático, que recorre la parte posterior del muslo.	**1** Decúbito prono	Presione durante cinco minutos las mismas zonas que se indican para el dolor en la zona lumbar.
	2 De costado	Presione el margen exterior de la pierna flexionada hasta el glúteo, y luego profundamente alrededor de la cadera. Ejerza más presión en los puntos especiales de esta zona (*véase* abajo). Presione de cinco a diez minutos y repita con la otra pierna para equilibrar la espalda. AMBOS LADOS: • **Todos los prensados de uva** (páginas 70-71) • **Torsión vertebral de hombro a rodilla opuesta** (página 79) • **Flexión de cadera de rodilla a rodilla** (página 118) • **Estiramiento horizontal de pierna cruzada** (página 80) • **Estiramiento de cadera con giro de rodilla** (página 119)
	3 Decúbito supino	AMBAS PIERNAS: • **Presión de muslo de pecho a pie** (página 73) • **Presión de pie a muslo** (página 77) • **Tira y afloja** (página 78) • **Estiramiento de pierna vertical** (página 84) • **Balanceo de espalda en medio loto** (página 82) • **Presión de muslo en medio loto vertical** (página 83) • **Rotación de caderas** (página 89) • **El arado** (página 91)

RUTINAS DE MASAJES PARA ALIVIAR EL DOLOR CRÓNICO

PROBLEMAS	POSICIÓN	MANIPULACIONES TAILANDESAS

DOLOR DE HOMBROS O CUELLO

El dolor en esta zona del cuerpo se debe casi siempre a la tensión. Los tratamientos que se indican a continuación ayudarán a aliviarlo.

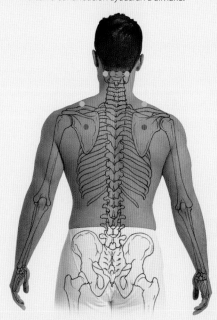

1 Postura sentada

Presione y masajee la parte superior de los hombros. Presione los puntos especiales con fuerza durante cinco minutos; incremente la presión de manera gradual. Presione y masajee a ambos lados del cuello, inmediatamente debajo del cráneo.

- **Palanca de brazo hacia atrás** (página 140)
- **Palanca de codo giratoria** (página 140)
- **Palanca lateral de brazo en postura sentada** (página 141)
- **Estiramiento con pies en espalda** (página 144)
- **Estiramiento de hombros en mariposa** (página 143)
- **Manipulación en mariposa** (página 143)
- **Manipulación en mariposa hacia atrás** (página 145)

2 Decúbito supino

- **Presión de cuello** (página 106)
- **Estiramiento de cuello** (página 106)
- **Tracción de cabeza girada** (página 106)
- **Balanceo de espalda** (página 90)
- **El arado** (página 91)

3 Postura sentada

Repita todos los ejercicios de presión de cuello y hombros durante diez minutos.

DOLORES DE CABEZA

Están provocados por el bloqueo de energía en la base del cráneo, la frente y las sienes.

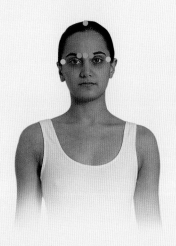

1 Postura sentada

Presione el cuello y los hombros durante diez minutos tal como se indica en el tratamiento para el dolor de cuello (*véase* arriba).

2 Decúbito supino

- **Estiramiento de cuello** (página 106)
- **Tracción de cabeza girada** (página 106)
- **Masaje de rostro y cabeza** (haciendo hincapié en los puntos especiales) (página 107)

Elija cualquiera de las técnicas de pies del tema uno (páginas 54-63) para estimular el flujo de energía.

PROBLEMAS	POSICIÓN	MANIPULACIONES TAILANDESAS

DOLOR EN LOS ISQUIOTIBIALES
Las lesiones deportivas en los isquiotibiales son frecuentes. Las siguientes técnicas sirven para tratarlas.

1 Piernas en posición supina, de costado y prona

- **Presión con las palmas de las manos** (página 46)
- **Progresión con los pulgares** (página 45)

2 Decúbito supino

- **Prensados de uva** (páginas 70-71)
- **Presión de muslo de pecho a pie** (página 73)
- **Mantis religiosa** (página 74)
- **Presión de pie a muslo** (página 77)
- **Tira y afloja** (página 78)
- **Balanceo de espalda en medio loto** (página 82)
- **El sacacorchos** (página 83)
- **Presión de muslo en medio loto vertical** (página 83)
- **Estiramiento de pierna con el pie flexionado** (página 84)
- **Estiramiento de pierna vertical** (página 84)

3 Decúbito prono

- **Presión de muslo y tracción de pie** (página 125)
- **Flexión de pierna en medio loto invertido** (página 127)
- **Presión íntima de pantorrilla y muslo** (página 129)
- **Cobra erguida** (página 133)

4 De costado

- **Presión de muslos y pantorrillas con los pies y con apoyo en una silla** (página 113)

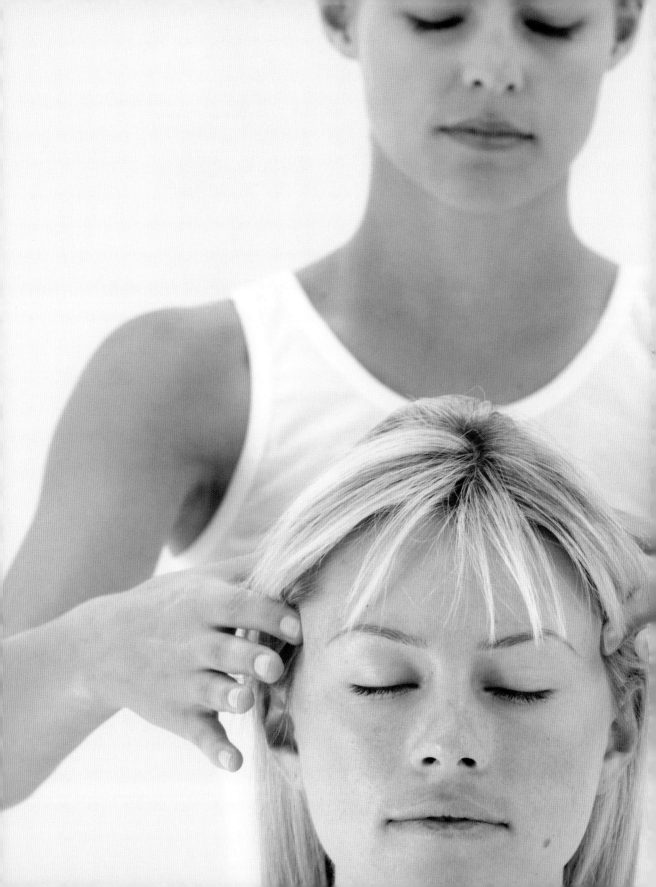

Para un principiante absoluto, la perspectiva de tener que aprender toda la secuencia de técnicas que se explican en este libro antes de realizar un masaje completo de todo el cuerpo sería abrumadora. Hemos creado este programa simplificado que los principiantes deberían tratar de dominar antes de probar otro programa que contenga las técnicas más avanzadas.

programa para
PRINCIPIANTES

MASAJEAR LOS PIES (páginas 55-63)

PRESIONAR LAS PIERNAS

SOLO LA PIERNA DERECHA

LAS DOS PIERNAS Y LA ESPALDA

ABDOMEN Y TÓRAX

BRAZOS, CUELLO Y ROSTRO EN POSICIÓN SUPINA

RECEPTOR TUMBADO SOBRE EL COSTADO DERECHO

- **Presión sobre la cara posterior de la pierna extendida** (página 110)
- **Presión de pierna flexionada** (página 110)
- **Presión alrededor de la articulación de la cadera** (página 111)
- **Prensado de uva individual lateral** (página 111)
- **Prensado lateral de uva individual y de parra retorcida** (página 112)
- **Presión de espalda en posición lateral** (página 113)
- **Rotación de hombro** (página 114)
- **Presión sobre el brazo apoyado en la rodilla** (página 115)
- **Estiramiento lateral del brazo vertical** (página 115)
- **Tracción de brazo en posición lateral** (página 116)
- **Presión de brazo contra el costado** (página 116)
- **Estiramiento de brazo en la postura del triángulo** (página 117)
- **Torsión vertebral de hombro a rodilla opuesta** (página 117)
- **Torsión vertebral con alzamiento** (página 121)

PRONO: PIERNAS Y ESPALDA

- **Presión de pies en posición erguida** (página 124)
- **Presión de la parte posterior de piernas y glúteos** (página 124)
- **Presión de talón sobre glúteo** (página 125)
- **Presión de muslo y tracción de pie** (página 125)
- **Elevación de pierna hacia atrás erguido** (página 126)

Repita los pasos en la otra pierna.

- **Presión de pies sobre glúteos** (página 126)
- **Presión en medio loto invertido** (página 127) (repita en la otra pierna)
- **Presión íntima de pantorrilla y muslo** (página 129) (repita en la otra pierna)
- **Presión de espalda desde una posición de rodillas** (dos posiciones) (página 130)
- **Cobra de rodillas** (página 131)
- **Cobra en taburete** (página 132)

POSTURA SENTADA

- **Presión de hombros** (página 138)
- **Masaje de hombros con los antebrazos** (página 138)
- **Presión de cuello con los pulgares** (página 139)
- **Presión de cuello con las manos entrelazadas** (página 139)
- **Palanca de brazo hacia atrás** (página 140)
- **Palanca de codo giratoria** (página 140)
- **Palmeo cubital en los hombros** (página 141)
- **Presión de hombros con los pulgares con llave de brazo** (página 141)
- **Presión de cabeza a rodillas** (página 142)
- **Estiramiento de hombros en mariposa** (página 143)
- **Estiramiento con pies en espalda** (página 144)
- **Masaje de rostro y cabeza** (página 107)

ÍNDICE

Los números de página en *cursiva* remiten a las imágenes.

AGRADECIMIENTOS

Estoy en deuda con todos mis profesores en Tailandia y, en particular, con Chaiyuth Priyasith, Songmuang Khanpon, Pramost Wanna, Wandee Boonsai y Praedik, a quien debo un agradecimiento especial.

También a mi marido, Trevor, debo un agradecimiento especial por las largas horas que ha dedicado a analizar los músculos principales estirados con las técnicas tailandesas. Y a mi hijo Graham, que estudió conmigo en Tailandia. Me siento agradecida con él y con mis hijas Gina y Danella por demostrar tan bien las técnicas para las fotografías, y con mi hija Gisela por dar a conocer el masaje tailandés. Gracias a mis alumnos Alan Orr y Richard Dust, y a Shriti Chauhan por su participación.